# これ1冊！女性の「糖尿病・ヘモグロビンA《エー》1《ワン》c《シー》」

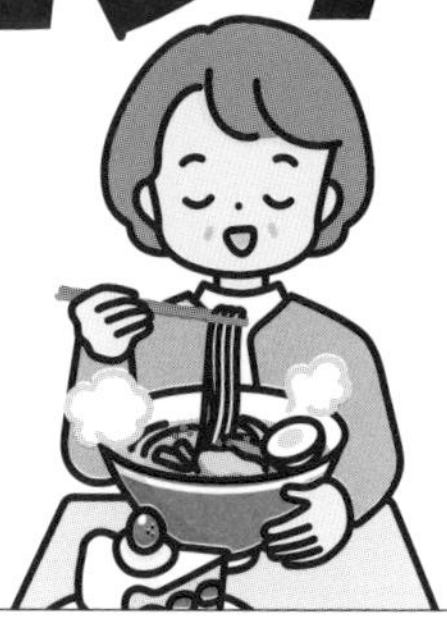

監修
岡本（右遠）亜紀　中村節子　栗原 毅　板倉弘重

PHP

## はじめに

「糖尿病」は、膵臓《すいぞう》から分泌されるインスリンの効きが悪い、分泌量が少ないなどの理由により、高血糖の状態が慢性的に続いてしまう病気です。網膜が障害を受ける網膜症、腎臓の機能が低下する腎症、手足のしびれ等さまざまな症状が出る神経障害の三大合併症をともなうほか、動脈硬化が進行し、心臓病や脳血管障害などを引き起こすこともあります。

本書では、糖尿病への理解を深めるとともに、糖尿病を判断する指標のひとつである「ヘモグロビンＡ１ｃ《エーワンシー》」を最適に管理する方法に主眼を置いた、日常生活に取り入れやすい情報の数々を集めています。

# 糖尿病ってどんな病気？ 女性ならではの傾向は？

まずは「糖尿病」を知ることがとても大切です。どちらかと言えば男性に多い病気ですが、閉経前後の時期に「エストロゲン」という女性ホルモンが減少することで、女性の発症リスクも上がっていきます。しっかりとした知識を持つことで、必要以上に恐れたり油断したりせず、適切に対処できるようになります。

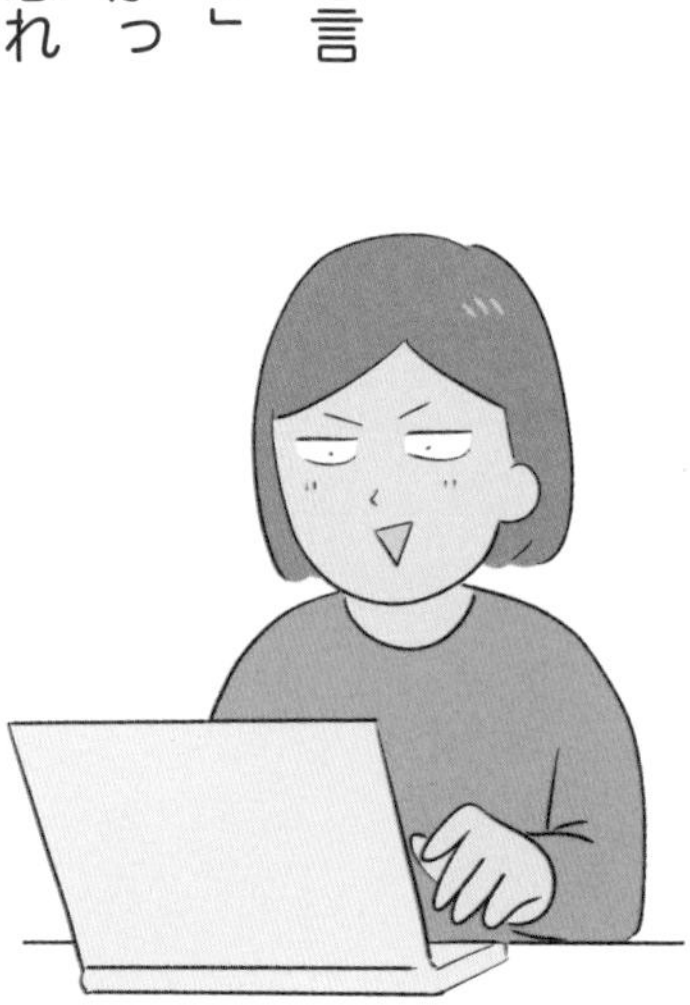

## 「かくれ高血糖」を防ぐことが大事

通常の血糖値の検査では見つけにくい「かくれ高血糖」という状態があります。これを放置すると糖尿病のリスクが高まりますが、「かくれ高血糖」を発見できる検査もあるので、まずはその疑いがないかどうかを確認しましょう。「かくれ高血糖」であることが判明しても、食事療法や運動療法を実践することで改善が可能です。

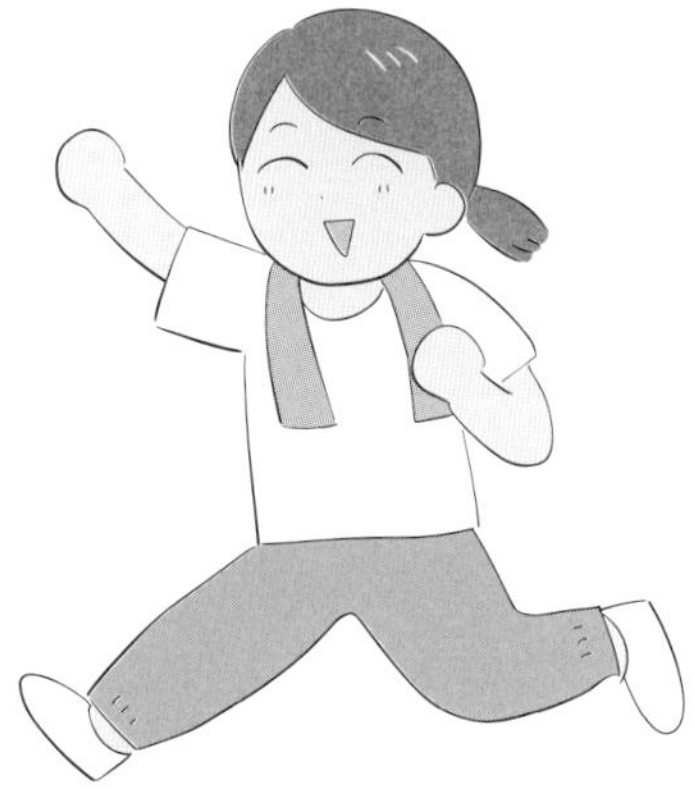

## ちょっとした工夫で 好きなものを食べながら 数値は下げられる

できるだけ薬に頼らずに血糖値を改善するために、日々の食生活に少しずつ工夫を加えていくことをオススメします。血糖値が上がりにくい食べ方、血糖の上昇を抑える食材などを知り、カロリーよりも「糖質」に着目することで、「ヘモグロビンA1c《エーワンシー》」は適正になっていくでしょう。

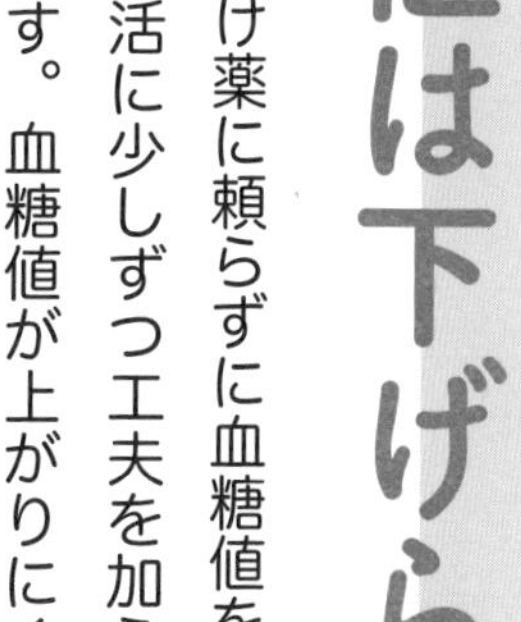

## 「腸」のケアとストレッチで 血糖値の改善につなげる

「インスリン」を分泌する膵臓と腸との関係を知り、腸のケアをしていくことも重要です。腸の状態が改善すれば、インスリンの分泌も適正化され、血糖値の改善につながります。さらにウォーキングや自宅で簡単にできる運動を行なうことで、筋肉量を維持・増加させ、ブドウ糖を消費しやすい体をつくっていきましょう。

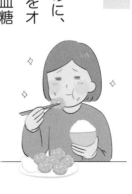

# これ1冊！女性の「糖尿病・ヘモグロビンA1c」もくじ



## PART 1

## 知っておきたい！「女性の糖尿病」

岡本内科クリニック 院長　岡本《おかもと》（右遠《うとお》）亜紀《あき》

## PART 2

## 本当は怖い！ 女性の「かくれ高血糖」

対馬ルリ子女性ライフクリニック銀座 医師 中《なか》村《むら》節《せつ》子《こ》



## PART 3

## がんばらないで ヘモグロビンA《エー》1《ワン》c《シー》を下げる「スゴ技《ワザ》」

栗原クリニック東京・日本橋 院長 栗原《くりはら》 毅《たけし》

# PART 4

## 糖尿病を遠ざける「腸あたため」と「降糖《こうとう》」ストレッチ

東京アスボクリニック 名誉理事長 板倉弘重《いたくらひろしげ》



装幀◎下村成子
装画◎渡邉美里
本文デザイン・組版◎朝田春未
本文イラスト◎よしのぶもとこ・かたおか朋子・PIXTA
撮影◎安井勇吾（株式会社七彩工房）
ヘアメイク◎福井乃里子（シードスタッフ）
スタイリング◎梅本亜里（シードスタッフ）
モデル◎中世古舞衣（スペースクラフト）
衣装協力◎easyoga https://www.easyoga.jp/
編集協力◎森末祐二・小林みゆき

＊本書は『女性なら知っておきたい「女性の糖尿病」』『本当は怖い 女性の「かくれ高血糖」』『好きなものを食べてヘモグロビンA1cを下げるスゴ技100』『腸を温めれば糖尿病・ヘモグロビンA1cは改善する！』『糖尿病 ヘモグロビンA1cを下げる！1回1分 寝ながら「降糖」ストレッチ』（以上、PHP研究所）の内容を再構成し、加筆・修正を施したものです。

＊本書は専門家の監修のもと、安全性に配慮して編集していますが、本書の内容を実践して万が一体調が悪化する場合は、すみやかに中止して医師・専門家の指示に従ってください。また、疾患の状態には個人差があるため、本書の内容がすべての人に当てはまるわけではないことをご承知おきのうえ、ご覧ください。

PART 1

# 知っておきたい！「女性の糖尿病」

岡本内科クリニック 院長　岡本《おかもと》（右遠《うとお》）亜紀《あき》

## 糖尿病はなぜ起こる？

# 「インスリン抵抗性」によって血糖値が高くなる

**「インスリン」の働きが悪くなって、血液中の糖が増えてしまいます**

**「糖尿病」**は、**血糖値（血液中の糖の量）が高い状態が長期にわたって続き、体のさまざまな機能に支障をきたす病気**です。

どうして糖尿病は起こるのでしょうか？

食事で摂取した糖は、消化管を通過する過程で**「ブドウ糖」**と呼ばれる最小単位にまで分解され、小腸から血液中へ入っていきます。

血液中に入った糖（血糖）は、膵臓《すいぞう》から分泌される**「インスリン」**と呼ばれるホルモンの働きにより、全身の細胞の中へ送り込まれ、順次エネルギー源として使われます。食事のあとに血糖値が上昇することは、誰にでも生じる生理現象です。

通常、食後約1時間で血糖値はピークに達し、その後は徐々に低下して、2時間後には適正な血糖値に戻ります。

しかし、糖分が多い食事を日常的に摂り続けていると、インスリン分泌が過剰に必要となることで膵臓が疲弊し、インスリンの分泌量が減ったり、働きが悪くなったりします。**「インスリン抵抗性」**と呼ばれる状態です。その結果、血糖を細胞の中にスムーズに送り込むことができなくなり、血液中に糖がどんどん溜まって増えてしまいます。

その後、膵臓の働きがパンクするまでに至ってしまうと、インスリン分泌も停止してしまい、糖尿病はさらに進行することになります。

## インスリンの量や働きが正常な場合

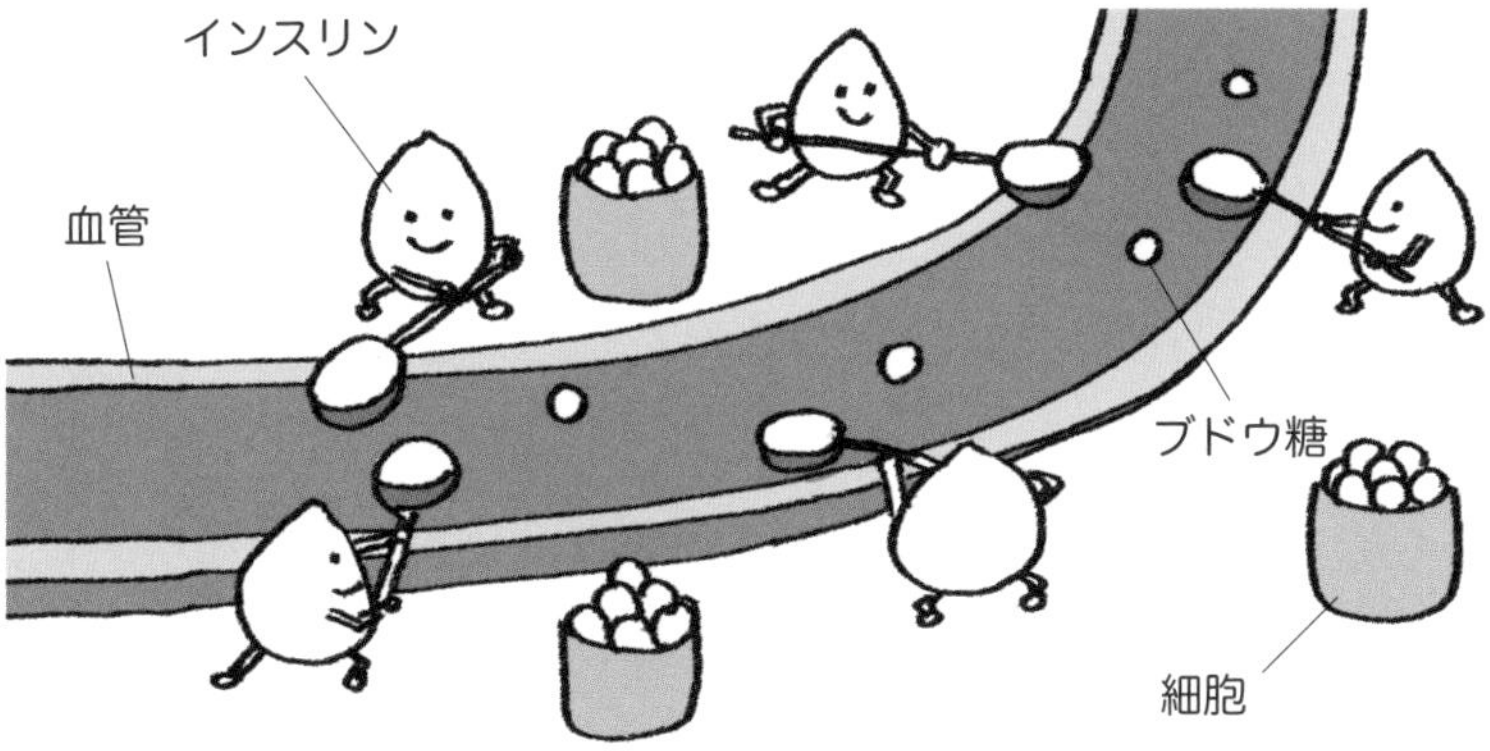


インスリンの量や働きが正常であれば、血液中のブドウ糖は全身の各細胞にスムーズに取り込まれ、エネルギーとして利用される

## インスリンの働きが悪くなった場合

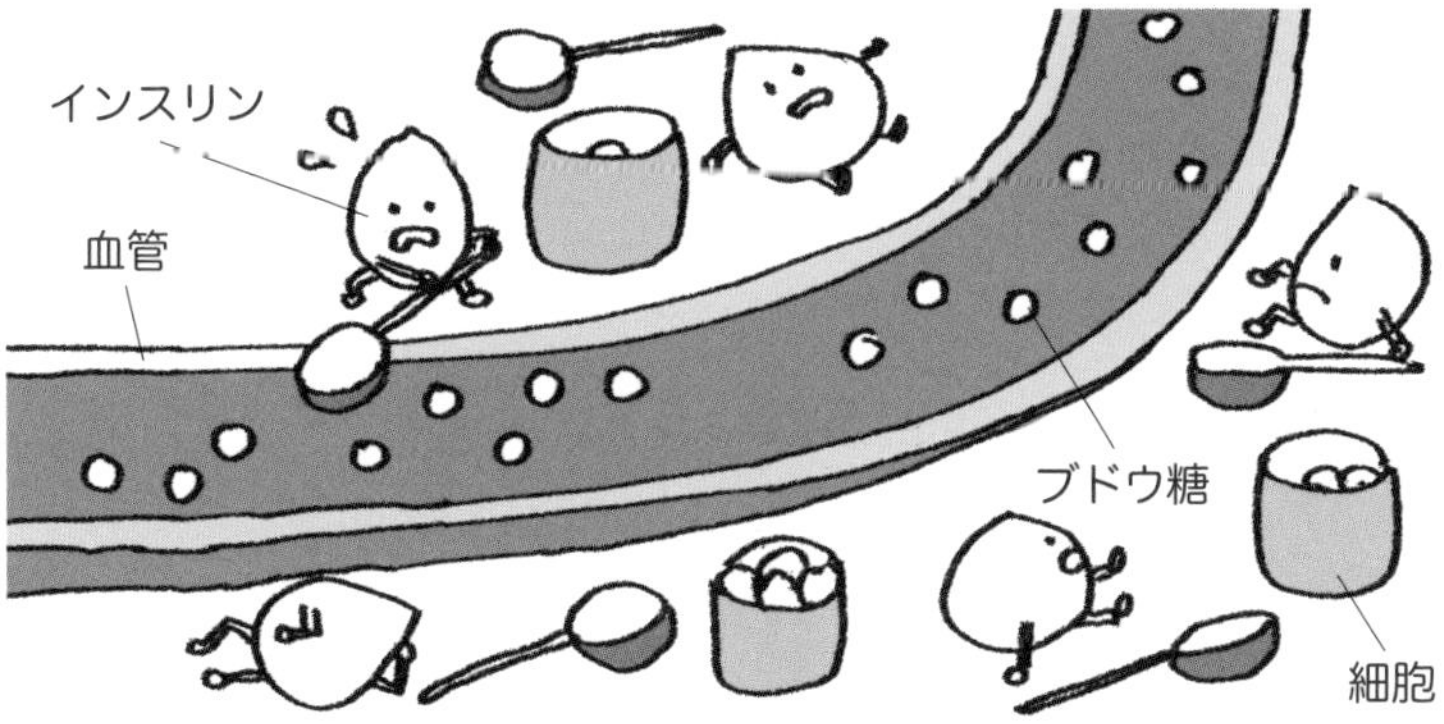


インスリンの働きが悪くなると、血液中のブドウ糖が細胞に取り込まれなくなり、血糖値が上がる

## インスリンの量が減った場合

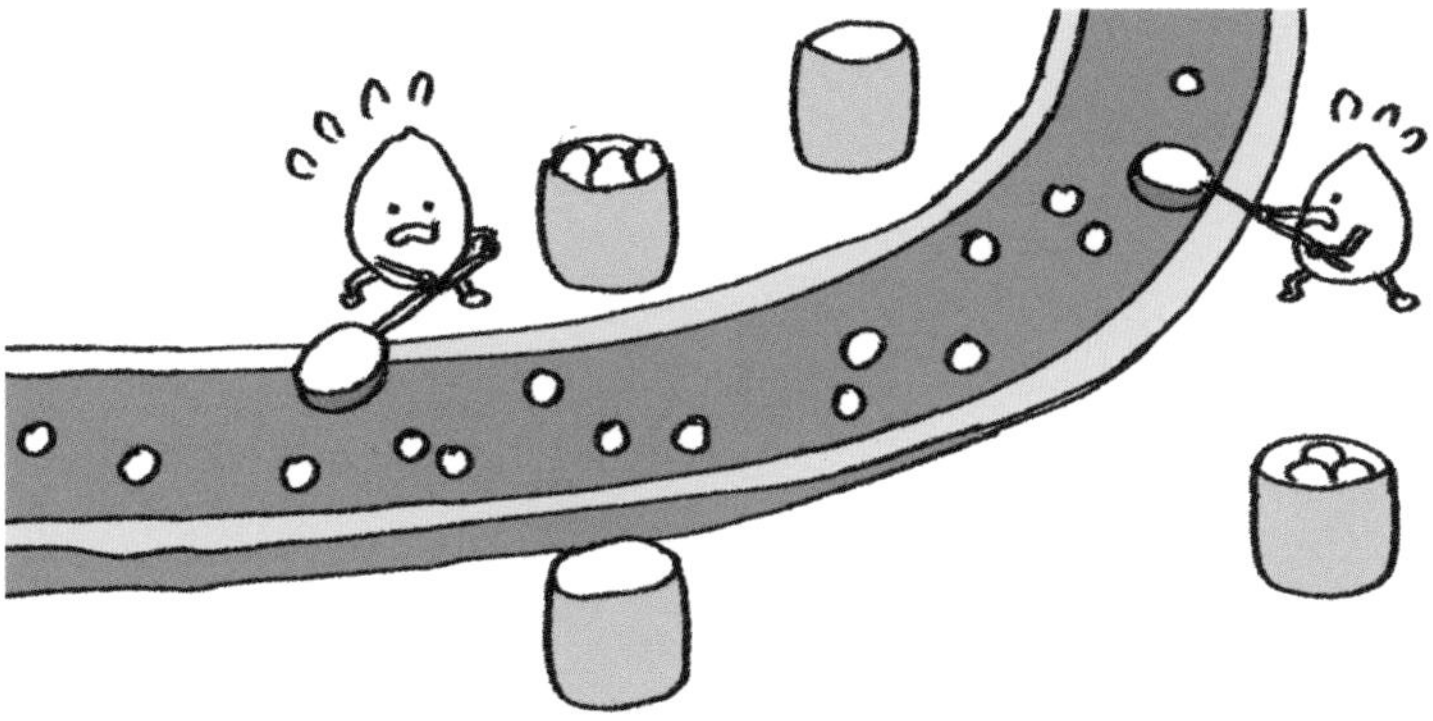

インスリンの量が減っても、血液中のブドウ糖が細胞に取り込まれなくなり、血糖値が上がる

# 「女性の糖尿病」は50代から増加

# 自覚症状が乏しいため治療の開始が遅れることも

## 30代女性に比べて60代では4倍以上、70代以上では7倍以上に増えます

**「糖尿病って男の人がなる病気でしょ？」**

そんなふうに思っている女性の方は、結構多いのではないでしょうか？

私のクリニックを訪れる女性の糖尿病の患者さんの中にも、配偶者の健康管理にはかなり気を遣っているのに、ご自身の血糖値には無関心だったという方が多くいらっしゃいます。

男性のほうが糖尿病の罹患率が高いのは事実です。2016年の厚生労働省「国民健康・栄養調査」を見ても、「糖尿病が強く疑われる人」の割合は、男性19・7％、女性10・8％と報告されています。

女性の場合、50代から患者数が増えはじめるのが特徴です。2019年の厚生労働省の調査では、30代の女性に比べて60代では4倍以上、70代以上では7倍以上、糖尿病の患者さんの割合が増えていることが報告されています（11ページ参照）。

**糖尿病は自覚症状が乏しい**ため、定期健診などで血糖値をこまめにチェックしていないと、重症化するまで気づきにくく、**治療の開始が遅れる傾向にあります。**

特に中高年の女性の方は、体調に異変を感じても**「きっと更年期のせい」「もう年《とし》だから」**と、検査の受診に消極的になってしまうことも多く、糖尿病を悪化させる場合がよくあります。

## 糖尿病患者と予備群の推計

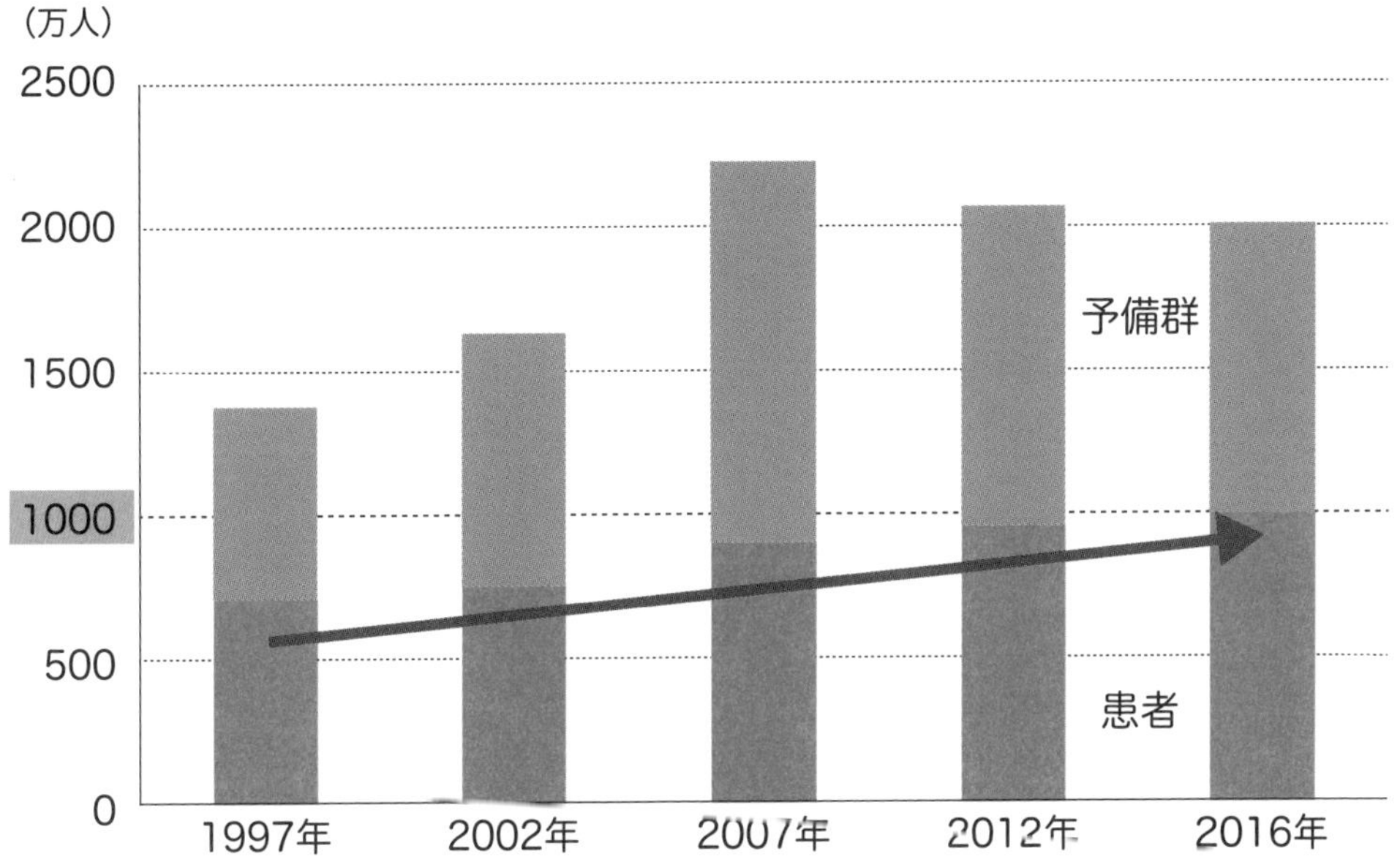


厚生労働省「平成28年国民健康・栄養調査」より 厚生労働省政策統括官付政策評価官室作成の資料

## 女性の糖尿病発生率

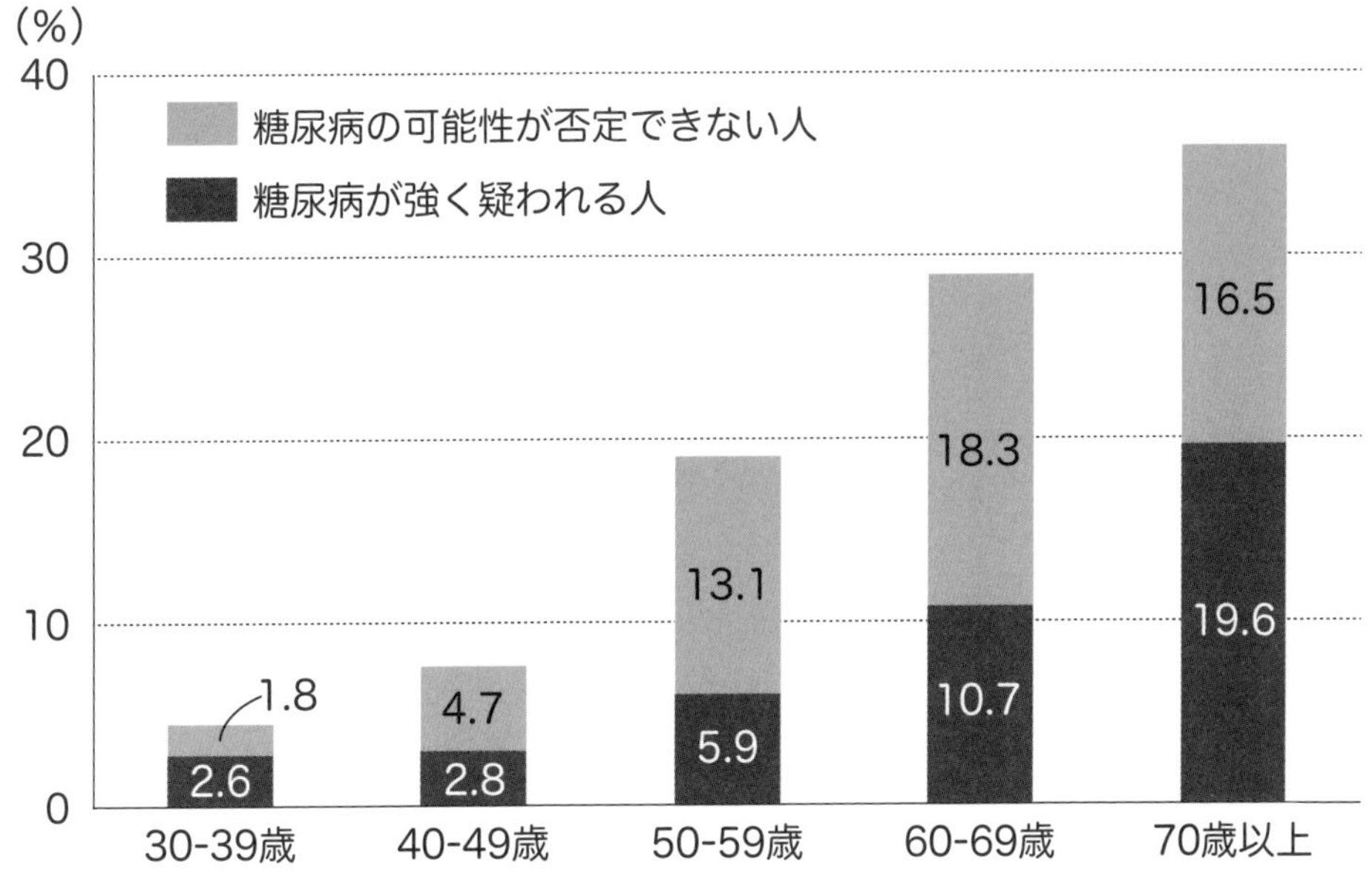


厚生労働省「令和元年国民健康・栄養調査」

## 「女性ホルモン」と糖尿病の関係

# 加齢によるホルモンバランスの変化が影響する

### 「エストロゲン」と「インスリン」に有意な関係性があります

年齢を重ねるごとに女性が糖尿病になりやすくなる背景には、**「女性ホルモン」**が深く関係しています。

特に初潮を迎えて以降、女性の体は2つの女性ホルモンの分泌バランスによって、体の機能が調整されています。

ひとつは、排卵を促して女性らしい体をつくる**「エストロゲン」**、もうひとつは、妊娠をサポートして妊娠後の受精卵のために居心地のよい環境を整える「プロゲステロン」です。

このうち、エストロゲンは血糖値の調整にも深く関わっていて、インスリンの働きを促し、血糖値が高くなりすぎないように調節しています。

ところが、40代後半からエストロゲンの分泌が減少しはじめます。

その後、閉経によってエストロゲンの分泌量がさらに減少すると、インスリンの働きが悪くなり（『インスリン抵抗性』〈8ページ参照〉の増加）、血糖値が上昇しやすくなります。

さらに、エストロゲンは血液中の中性脂肪やコレステロールなどの脂質のコントロールにも欠かせないホルモンなので、閉経を境にエストロゲンの分泌がさらに減少すると、高脂血症を招き、動脈硬化の進行、ひいてはそれによる脳卒中や心筋《しんきん》梗塞《こうそく》のリスクが高まります。

## 女性の4つのライフステージ

**① 成熟期…18 ～ 40代前半（妊娠可能な年齢）**

エストロゲンの分泌量は多く、糖尿病のリスクは低いが、妊娠糖尿病への注意が必要

**② 更年期…40代中頃～ 50代中頃**

閉経を迎え、エストロゲンの分泌量が激減し、血糖値が上がりやすくなる

**③ 円熟期…50代中頃～ 60代前半**

エストロゲンの減少の悪影響が少しずつ出はじめ、高血糖になりやすく、糖尿病のリスクが高まる

**④ 老年期…65歳以上**

エストロゲン減少の悪影響が蓄積され、高血糖、糖尿病、動脈硬化、骨《こつ》粗《そ》鬆《しょう》症《しょう》などを発症しやすくなる

## ライフステージ特有の生活環境

**①**
**成熟期**
**（18 ～ 40代前半）**

・未婚または結婚してまもない
・出産を考えている
・仕事を辞めるという選択を迫られることもある

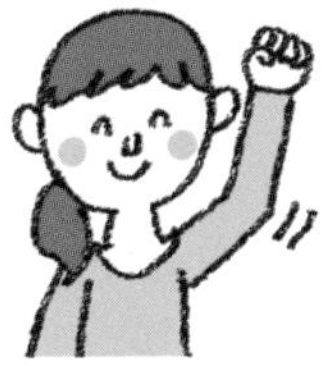

**②**
**更年期**
**（40代中頃～50代中頃）**

・育児の負担が大きい
・家族中心の生活になりやすい
・食事の内容や食事を摂る時間も家族に合わせることになる
・仕事を持っている人は、職場でベテランの域に入り、責任の重い職位に就いている

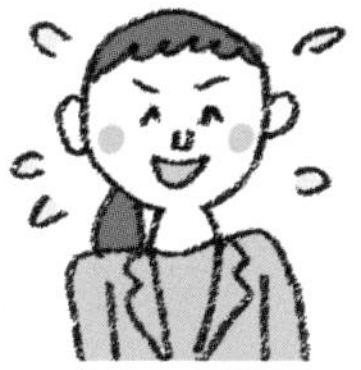

**③**
**円熟期**
**（50代中頃～60代前半）**

・子どもが自立し、心の拠り所を失う
・夫の退職を機に、夫婦関係の見直しを迫られる
・親の健康問題や介護のために、心身の負担が重くなる

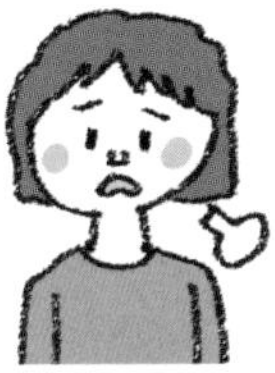

**④**
**老年期**
**（65歳以上）**

・夫の健康問題や介護、自分の健康問題も生じるようになる
・足腰が悪くなり外出の機会が減る→引きこもり状態になることも
・社会との接点が減り、気力が低下。老人性うつになることもある

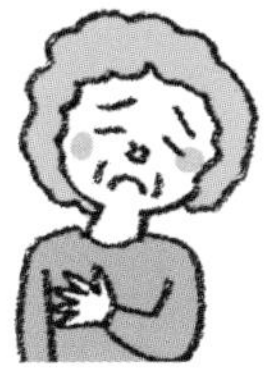

## 女性特有の糖尿病の症状

# エストロゲンの減少で骨折のリスクも

### 糖尿病があると感染症のリスクも高まります

加齢によるホルモンバランスの変化にともなって、女性の糖尿病の患者さんでは、特に次のような症状が生じやすくなります。

**デリケートゾーン（陰部）のかゆみ**

免疫力が落ちると「膣《ちつ》カンジダ」という真菌が外陰部に増殖し、かゆみ、おりものを誘発します。

**膀胱炎を何度も再発する**

免疫力の低下が、膀胱内で大腸菌などの細菌の増殖を促して炎症を起こすほか、尿中に増えている糖を栄養分として、細菌がますます繁殖しやすくなります。

**骨折や骨粗鬆症《こつそしょうしょう》、うつ病の背景にも**

閉経後の女性は、それまで骨の保護に働いていた女性ホルモンの「エストロゲン」の減少により、骨がもろくなります（15ページ参照）。

エストロゲンの減少による血糖値の上昇で、骨の構造がもろくなり、インスリンも不足することで、骨をつくり出す細胞の活性が低下します。また、糖尿病になると、体内にミネラルが排出されやすくなることも、骨のもろさを増長します。

さらに、うつ病の背景に糖尿病が影響している場合もあります。糖尿病の人はうつ病になりやすく、逆にうつ病の人が糖尿病になりやすいことも知られています。

## エストロゲンと骨密度の関係

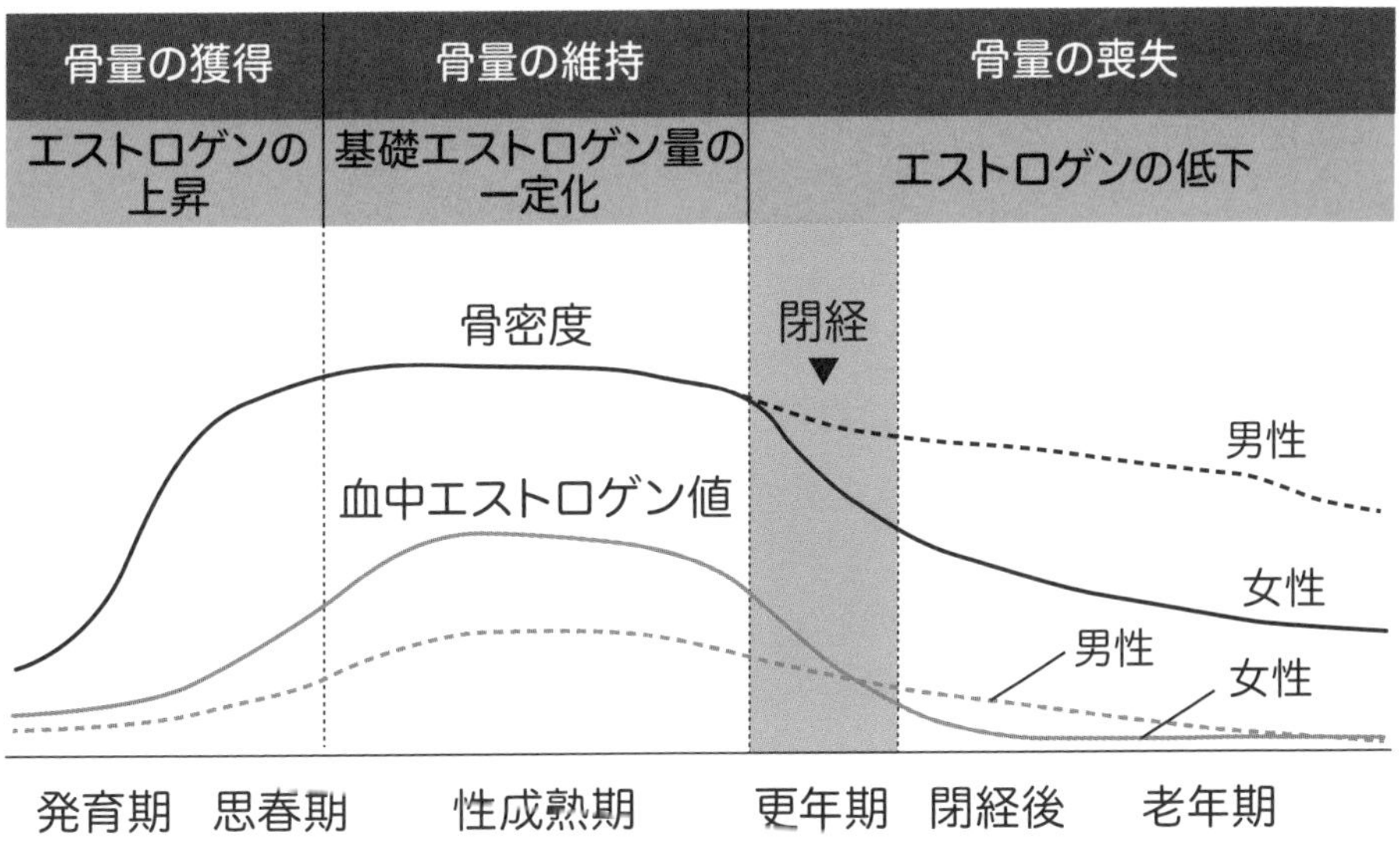


「女性のミカタ」プロジェクト（ファイザー株式会社）"骨粗鬆症"

## 骨粗鬆症有病率の性・年代別分布

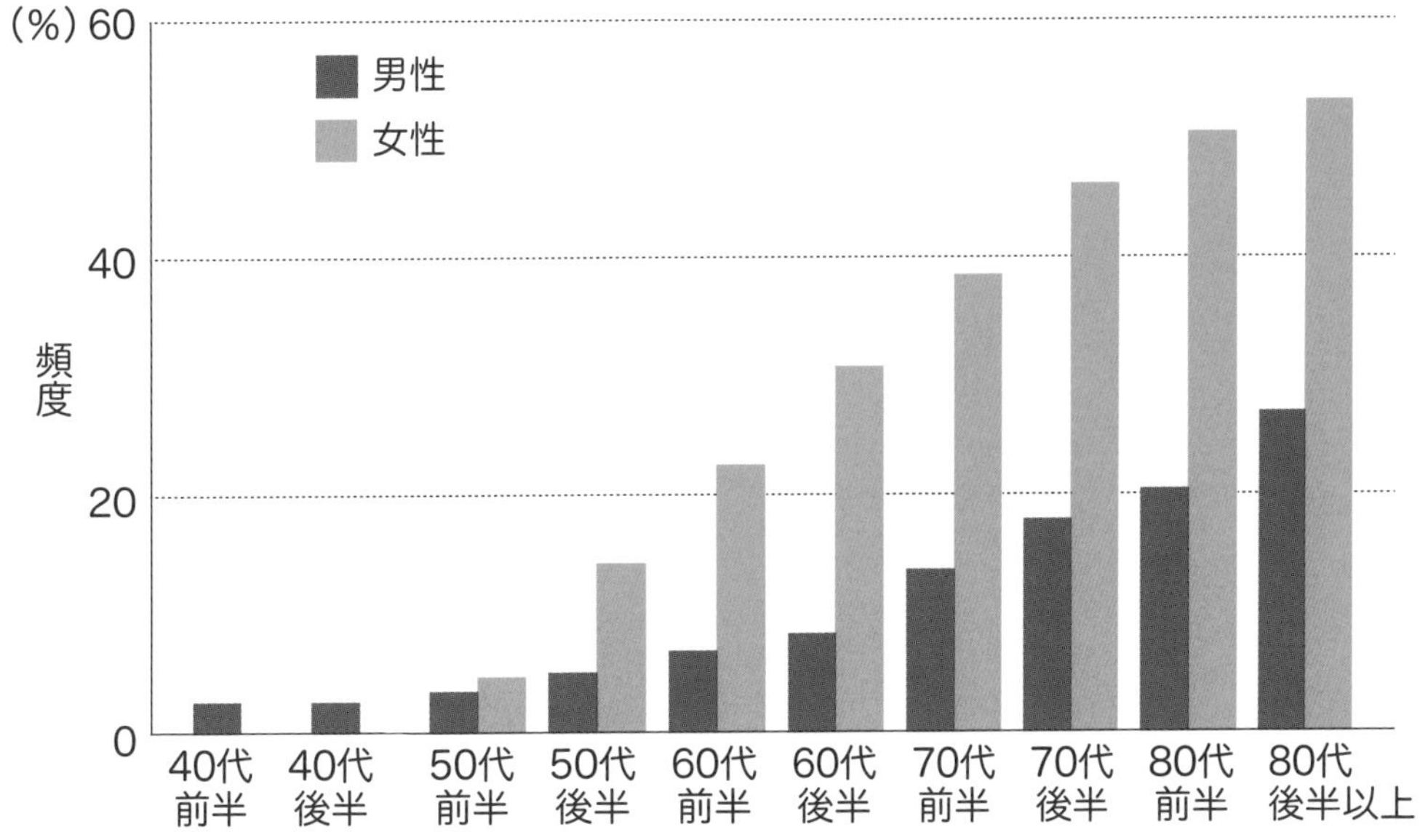


日本骨粗鬆症学会『骨粗鬆症の予防と治療ガイドライン2006年版』

## 糖尿病の危険因子① 脂肪肝

# 「お酒を飲まないから大丈夫」にはご用心

### 「脂肪肝」になると「インスリン抵抗性」が生じやすくなります

血糖値が上昇する背景には、「飲酒と関係のない脂肪肝」（NAFLD《ナッフルディー》：17ページ参照）が深く関わっています。

食事由来の糖は、小腸から吸収されたあと、まず肝臓へ運ばれます。その後、体に必要な量の糖が血液中に放出され、残りの糖は肝臓に貯蔵される仕組みになっています。

肝臓に蓄えられた糖は、空腹になると血液中に放出され、エネルギーとして使われます。私たちが何らかの事情で一定期間食事を摂れなくても生命活動がある程度維持できるのは、この貯蔵エネルギーのおかげです。

しかし、高カロリーの食事を摂り続けていると、過剰な糖をはじめ、脂肪やたんぱく質も中性脂肪に変換されて肝臓に溜まりはじめます。これが「**脂肪肝**」の引き金となるのです。

脂肪肝になると「インスリン抵抗性」（8ページ参照）が生じやすくなり、血糖値の上昇をさらに促すという悪循環に陥ります。つまり、脂肪肝の人は糖尿病になりやすいということです。

日本人は欧米人と比べて、やせていても脂肪肝の人が多いことが知られています。ＢＭＩ（18ページ参照）が正常値とされる「18・5以上25未満」でも、エコー検査で脂肪肝が見つかることが少なくありません。

# NAFLDとその分類

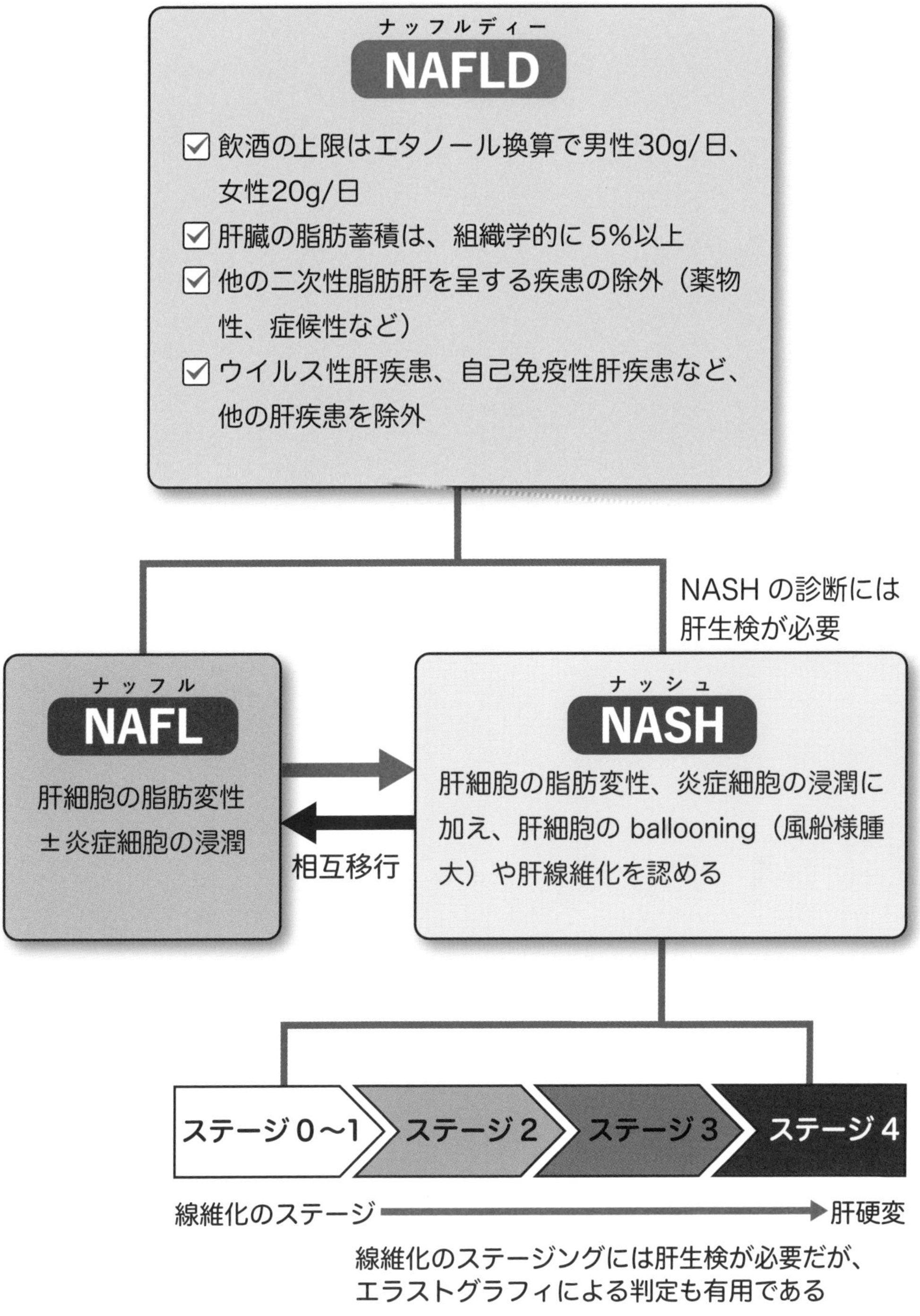
NAFLD《ナッフルディー》
飲酒の上限はエタノール換算で男性30g/日、女性20g/日
肝臓の脂肪蓄積は、組織学的に5%以上
他の二次性脂肪肝を呈する疾患の除外（薬物性、症候性など）
ウイルス性肝疾患、自己免疫性肝疾患など、他の肝疾患を除外
NASHの診断には肝生検が必要
NAFL《ナッフル》
肝細胞の脂肪変性±炎症細胞の浸潤
相互移行
NASH《ナッシュ》
肝細胞の脂肪変性、炎症細胞の浸潤に加え、肝細胞のballooning（風船様腫大）や肝線維化を認める
ステージ0～1
ステージ2
ステージ3
ステージ4
線維化のステージ
肝硬変
線維化のステージングには肝生検が必要だが、エラストグラフィによる判定も有用である

日本肝臓学会編『NASH・NAFLDの診療ガイド2021』

### 糖尿病の危険因子② 肥満

# 肥満解消・肥満予防が大切

## 「BMI＝22」を目標に 体重3％減を目指しましょう

過食などでエネルギーを摂りすぎると、肝臓で中性脂肪やコレステロールが合成されやすくなります。消費し切れなかったエネルギーは中性脂肪となって脂肪細胞に蓄積され、**「肥満」**を招きます。

肥満も「インスリン抵抗性」を引き起こす因子で、血糖値の上昇と脂肪肝を促します。

日本人は欧米人と比べ、食べすぎると太りやすく、インスリンの分泌量も少なめで、肥満が糖尿病に結びつきやすいと言われています。

肥満は、皮下脂肪型と内臓脂肪型に大別されますが、このうち糖尿病と関係が深いのは、**内臓脂肪型肥満**です。内臓脂肪型肥満の人は、過剰な脂肪細胞からインスリンの働きを悪くする物質が分泌されるため、糖尿病を発症しやすいのです。

女性は男性に比べて内臓脂肪よりも皮下脂肪が多いことが知られていますが、更年期以降に「エストロゲン」が減少すると、内臓脂肪が増えやすくなります。

日本人の場合、ＢＭＩ（肥満度を表す体格指数）22前後が糖尿病も含めた生活習慣病にもっともかかりにくい値と言われていますので、**「BMI＝22」を目指した体重コントロールが大切**です。

ただし急激なダイエットには無理が生じるので、さしあたり**現在の体重の3％を減らすこと**を目指してみましょう。

## 女性の内臓脂肪型肥満の発症率

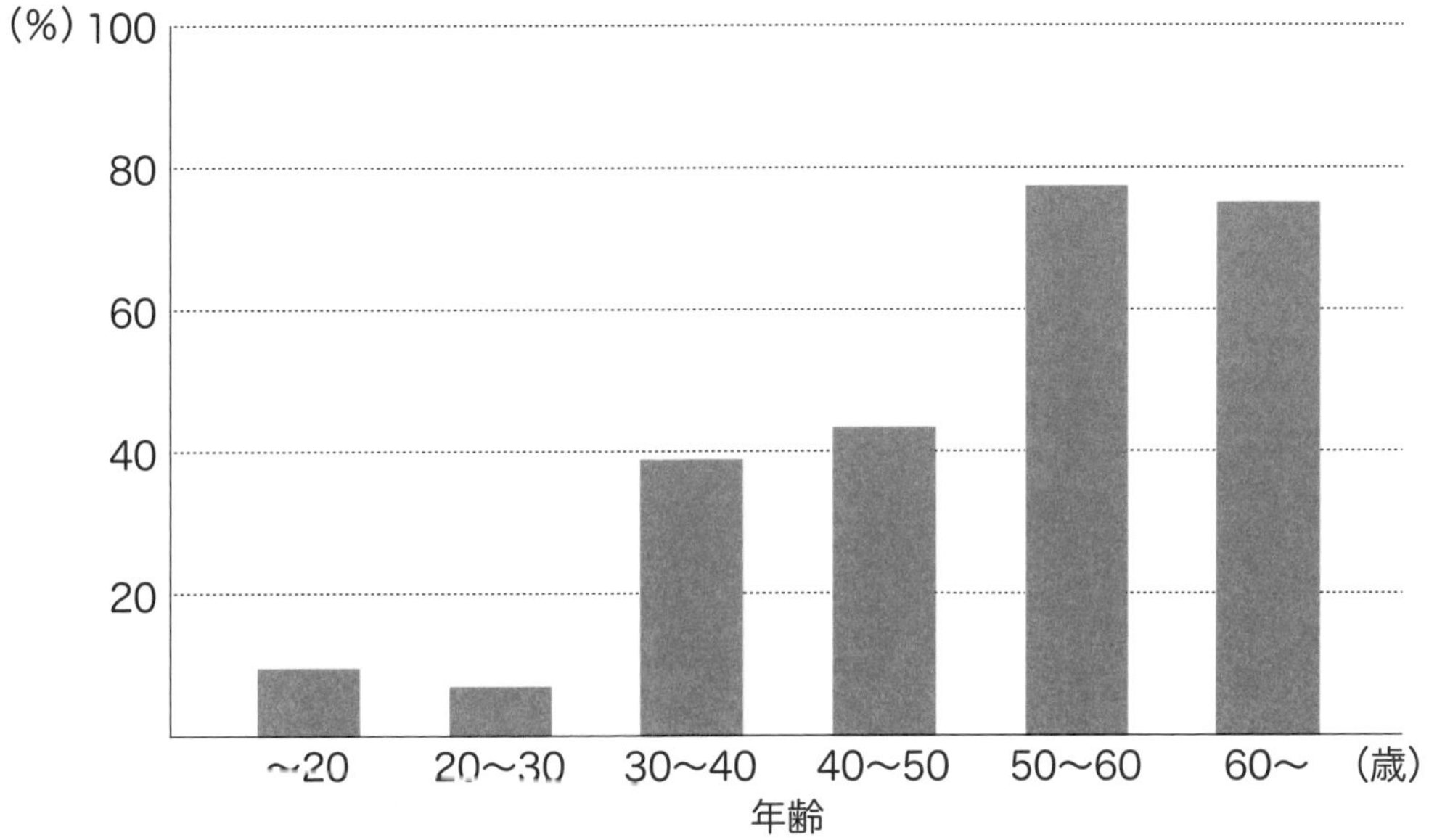


村野俊一、斎藤康「中高年女性の肥満と高脂血症」（産婦人科治療、1998;76:249-252）

## 「BMI22」の体重の目安

**BMI ＝体重（kg）÷身長（m）÷身長（m）**

| 身長（cm） | 体重（kg） |
|---|---|
| 150 | 49.5 |
| 155 | 52.9 |
| 160 | 56.3 |
| 165 | 59.9 |
| 170 | 63.6 |

# 糖尿病の危険因子③ ストレス

# 心身が緊張状態のまま休まらないと血糖値が上昇

## 女性は日常的にストレスを感じています

**ストレスを比較的多く抱えている人は、糖尿病の発症リスクが有意に高い**ことが、複数の研究で報告されています。ストレスに対抗するホルモンがしっかり働くには糖が必要となるため、結果的に血糖値の上昇を招く結果となるのです。

特に女性の場合、家事や育児、介護や仕事に関係するストレスのほか、ご近所づきあいや〝ママ友〟とのつながりなど、精神的疲労を招く因子が日常生活の中に溢れています。

さらに、仕事で残業が続いたり、報われることの少ない奉仕的な介助などで無理が重なったりすると、精神的・身体的ストレスによって、ホルモンバランスも乱れやすくなります。

家庭を持っている女性であれば、食事や睡眠の時間など、生活スタイルを家族に合わせる場合が多いので、**無意識のうちにストレスが蓄積されている**方も多くいらっしゃいます。

**ストレスを溜めこむと、心身が緊張状態のまま休まらず、血糖値が上がったまま下がりにくくなります。**

ストレスが原因と考えられる糖尿病を、私は**「ストレス性糖尿病」**と呼んでいます。

ストレス対策で大切なのは、ストレスを溜めすぎないこと。時々〝**ガス抜き**〟をして、上手にやり過ごしていくようにしましょう。

## ストレスと血糖値の関係

**ストレスがかかると……**

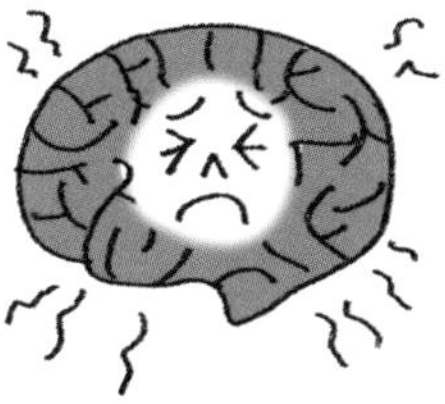


・脳の働きを活性化させる
・神経を緊張させる
・全身の筋肉を緊張させるために、ホルモンが分泌される

↓

ホルモンを働かせるためにはエネルギーとしてブドウ糖が必要

↓

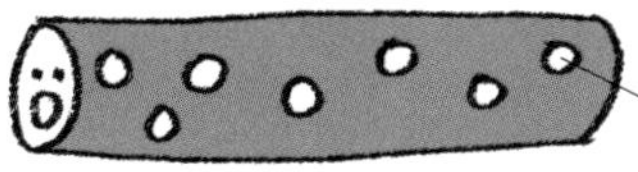


**血液中のブドウ糖が増える**

## ストレス軽減のためのヒント

- 完璧を目指さない
- 人からどう思われるかを気にしない
- 休日には“非現実”を味わえるイベントを用意する
- 気分転換に軽い運動で体を動かす
- 好きな音楽や映画、読書を楽しむ
- 就寝時、寝床に入ってから考えごとをしない
- 疲労が溜まっていると感じたら思い切って休む
- 愚痴をこぼせる相談相手を見つけておく

**こんなストレス解消法はNG!**

・好きな食べ物を“ドカ食い”→肥満につながり、かえって高血糖を招く
・買い物やSNSにのめり込む→依存症になりかねないので、ほどほどに

# 糖尿病の予防・改善は「食事療法」と「運動療法」が基本

## 「栄養バランスのよい食事」と「無理なく長続きできる運動」が大切です

「**食事療法**」は、すべての糖尿病患者さん（予備群含む）が取り組むべき、基本の治療法です。

食事療法で大切なのは、「**各栄養素をバランスよく摂り、極端に偏らないようにすること**」。望ましい栄養素の割合は、**炭水化物が55％、たんぱく質が20％以下、脂質が20～25％**です。脂質は25％を超えないようにし、超えてしまう場合は、飽和脂肪酸（中性脂肪やコレステロールの合成を促す物質）の摂取量を減らすよう心がけましょう。

「**運動療法**」も糖尿病治療の柱のひとつです。運動に必要なエネルギーは、血液中のブドウ糖を代謝することで産生《さんせい》されるため、運動は糖代謝を高め、血糖値を適正にする効果があります。

運動療法として「**有酸素運動**」と「**レジスタンス運動**」の併用が必要です。有酸素運動は酸素を取り込みながら行ないますが、軽すぎると効果が少ないため、「多少息切れはするけれど、人と話しながら続けられる」程度が適しています。レジスタンス運動で筋肉量の増加や維持を行なうことで、ブドウ糖の取り込みを促進することができます。

運動療法は血糖コントロールや減量が目的なので、**習慣的に行なえて、長く続けられることが大切**。また、食後に行なうことが、血糖改善にいっそうつながります。15～20分を目安に、週3日のペースで続けられる運動を習慣にしましょう。

## 摂取栄養素の望ましい成分

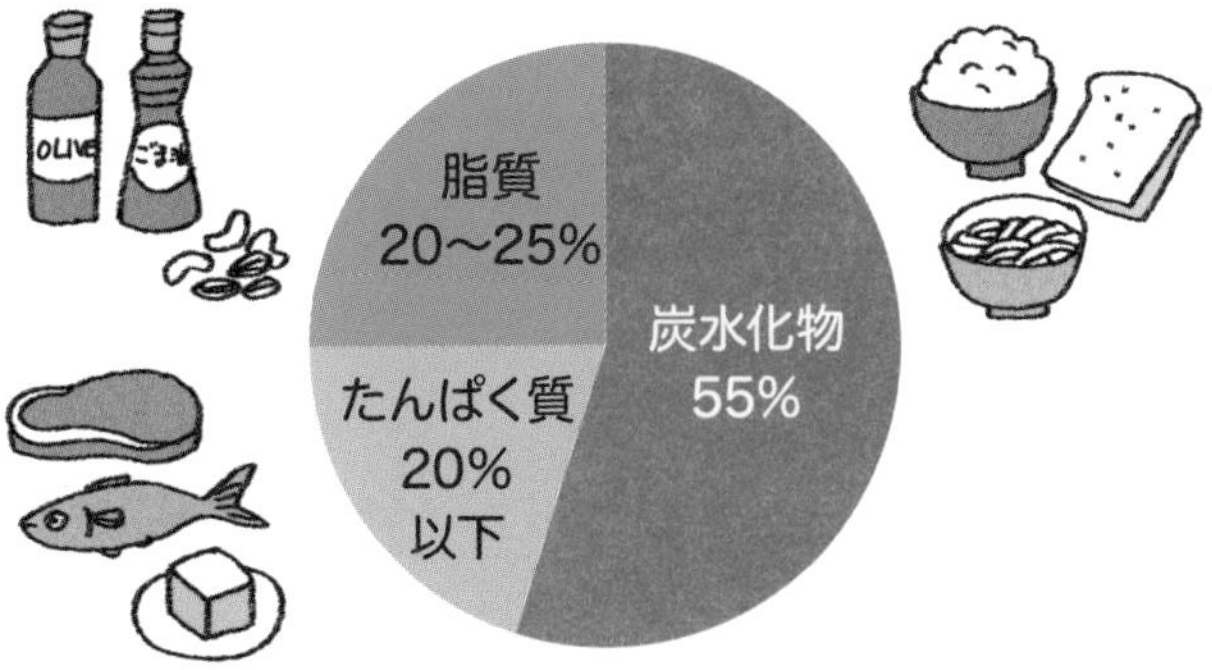


### 食事療法のポイント

●食事時間…毎日、規則正しい時間に食べる。夕食は午後７時までに食べ、その後は何も食べないことが望ましい。

●食事回数…１日３食が基本。２食や朝食抜きにすると血糖値を上げやすい。理想的には、１回の食事量を減らし、５〜６回に分食するとよい。食事を分けるという考え方であれば、間食を摂ることも問題ない。

●食 事 量 …満腹になるまで食べない。指示エネルギー量を超えない範囲に抑える。配分は、昼食を多めに、夕食は軽めにする。

●食事の内容…できるだけ多くの食品を摂る。甘いもの、揚げ物は控えめに。揚げ物は夕食よりも昼食で摂るほうがよい。

●食事のスピード…早食いは肥満のもと。よく噛んで（１口30回が理想）、ある程度時間をかけて食べる。

●食べる順番…野菜・海藻→肉・魚（たんぱく質）→ごはん（炭水化物）の順に食べると血糖値の急上昇を抑えられる。

## 時間がなくても手軽にできる運動

徒歩で買い物

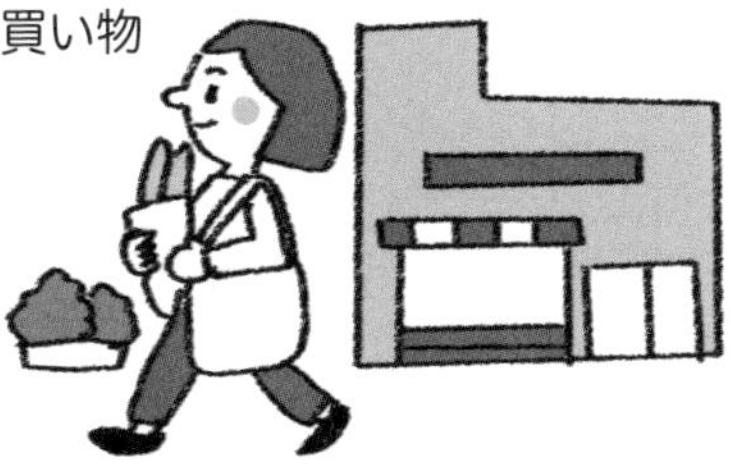

ペットとの散歩

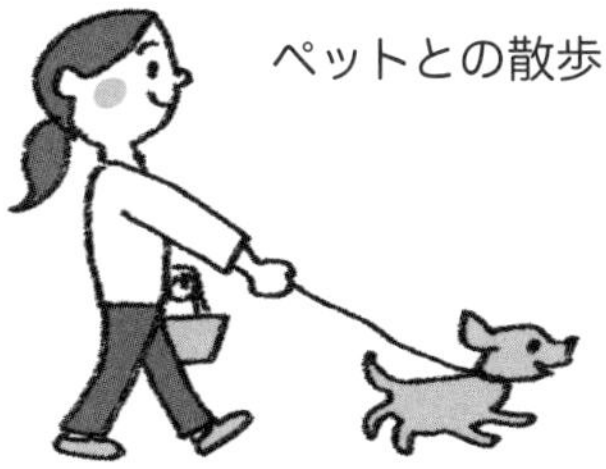

通勤で駅まで歩く

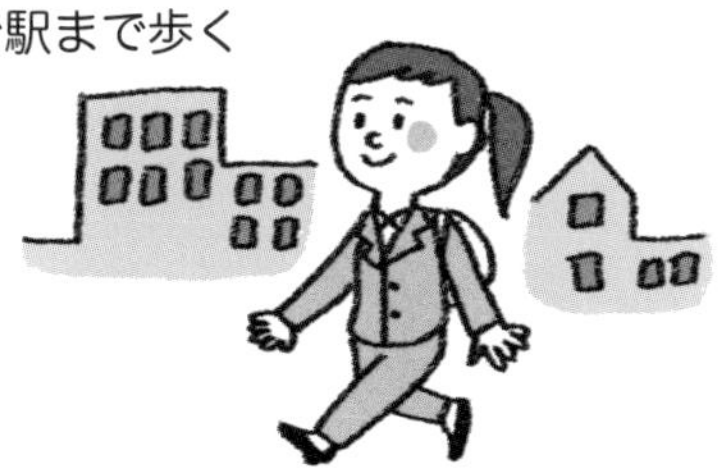

階段の上り下り

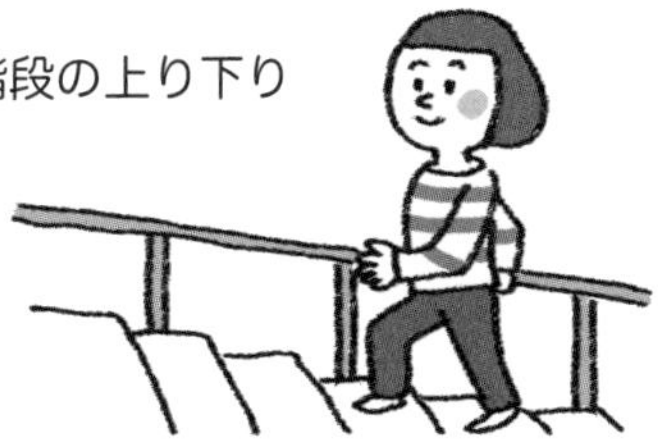

糖尿病の診断に必要な検査

# 血液検査で血糖値を調べる

## 「空腹時血糖値」と「ＨｂＡ１ｃ」が大切な指標になります

糖尿病の診断は、次の４つの検査の数値が重要な指標となります。

### 空腹時血糖値

10時間以上、何も飲食していない状態で採血し、血糖値を測定する検査です。１１０㎎／dL未満が正常値とされています。

ただし、食事を摂っていない状態で測定するため、基準値（１１０㎎／dL未満）でも安心はできないのが実状です。

### ＨｂＡ１ｃ

ＨｂＡ１ｃは、血液中の色素（ヘモグロビン）とブドウ糖が結合した物質で、過去１～２カ月の血糖の平均的な状態を示しています。

初回の検査で、この値が６・５％以上の場合、「糖尿病型」と判断されるのに対し、５・５％以下は正常値とされます。

### 75g経口ブドウ糖負荷試験2時間値

空腹時血糖値とＨｂＡ１ｃのどちらかで糖尿病と判定、あるいは糖尿病の可能性が疑わしい場合に追加で行なう検査です。２時間後の値が２００㎎／dL以上の場合、「糖尿病型」と判定。

### 随時血糖値

食事の時間に関係なく測定する血糖値。随時血糖値が２００㎎／dL以上の場合は、「糖尿病型」と判定されます。

## 「糖尿病型」の基準値（いずれかが確認された場合）

- ●空腹時血糖値…126mg/dL以上
- ●HbA1c…6.5%以上
- ●75g経口ブドウ糖負荷試験２時間値…200mg/dL以上
- ●随時血糖値…200mg/dL以上

## 空腹時血糖値の判定基準

| 血糖値（mg/dL） | 100未満 | 100以上<br>110未満 | 110以上<br>126未満 | 126以上 |
|---|---|---|---|---|
| 判定 | 正常型 | 正常高値 | 境界型 | 糖尿病型 |

## HbA1cの判定基準

| HbA1c | 5.5%以下 | 5.6～<br>5.9% | 6.0～6.4% | 6.5%以上 |
|---|---|---|---|---|
| 判定 | 正常型 | 正常高値 | 75g経口ブドウ糖負荷試験2時間値が140～200mg/dL未満なら境界型、200mg/dL以上なら糖尿病型 | 糖尿病型 |

## 糖尿病の判定区分　「境界型」「正常高値」も注意が必要

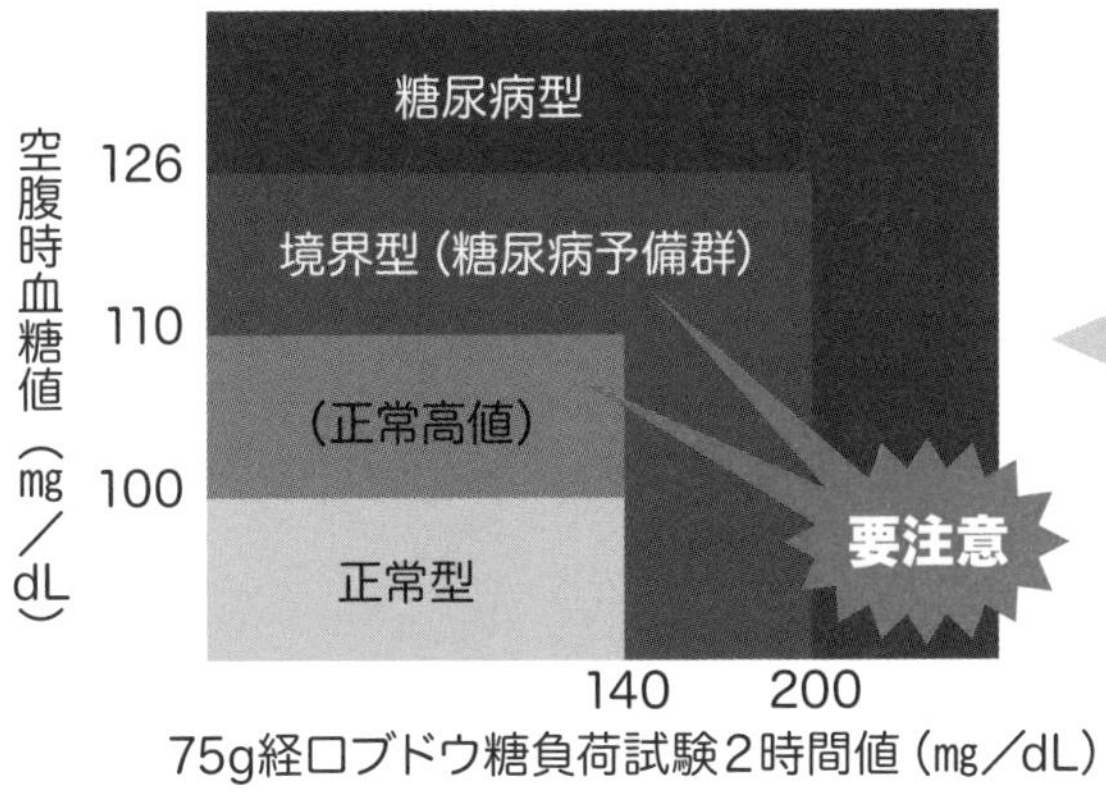


「境界型」「正常高値」の人も、血糖値が100mg/dL以下の人より、糖尿病や合併症にかかるリスクが高いことがわかっている

糖尿病の薬物治療①

# 糖尿病のタイプや病状に応じて使い分ける

## 9種類の飲み薬と3種類の注射薬があります

糖尿病の薬物治療は、「**Ⅰ型糖尿病**」と「**Ⅱ型糖尿病**」で異なります。

Ⅰ型糖尿病の患者さんは、自己免疫疾患（体を守るはずの免疫機能が異常をきたし、自らの細胞を攻撃することで起こる病態）などにより、膵臓《すいぞう》の組織が障害されてインスリンの分泌がほとんど途絶えています。したがって、Ⅰ型糖尿病とわかった直後から、薬物（インスリン製剤）の投与が必要となります。

一方、糖尿病の9割以上を占めるⅡ型糖尿病の場合は、初期の段階では22・23ページで説明した食事療法と運動療法で対応することが基本です。

ただし、食事療法と運動療法だけでは特段の効果が得られなかったり、合併症を伴っていたりする患者さんに対しては、薬物による治療（**薬物療法**）を同時に行なうことになります。

糖尿病の治療薬は、飲み薬と注射薬があります。現在のところ、飲み薬は9種類で、それぞれの作用により、27ページに示した5つのタイプに大別されています。注射薬は、インスリン製剤を含めた3種類です。

これらの薬剤の中から、一人ひとりの患者さんの治療に適したものを選択して使用します。1剤だけでなく、複数の薬剤を組み合わせて使うこともあります。

## 糖尿病の4つの種類

**Ⅰ型糖尿病**
自己免疫反応により、膵臓のβ《ベータ》細胞の機能が失われ、インスリンを分泌できなくなったか、原因不明で発症する糖尿病

**Ⅱ型糖尿病**
インスリンの働きが悪いか、分泌量が少ない遺伝的要因に、肥満や運動不足などの環境的要因が加わって発症する糖尿病

**その他の糖尿病**
膵臓や肝臓、甲状腺の病気などが原因で、二次的に発症する糖尿病

**妊娠糖尿病**
妊娠中に初めて発見されたか、発症した糖代謝異常(高血糖状態)。妊娠前から糖尿病だった場合は「糖尿病合併妊娠」という

## 血糖値を下げる飲み薬と注射薬

### 飲み薬

**①：インスリンの分泌不足を補う薬** スルホニル尿素（SU）薬、速効型インスリン分泌促進薬（グリニド薬）、DPP-4阻《そ》害薬《がいやく》

**②：インスリンの効きをよくする薬** ビグアナイド薬、チアゾリジン薬

**③：糖の吸収や排泄を調整する薬** α《アルファ》-グルコシダーゼ阻害薬（糖の吸収を遅らせる）、SGLT2阻害薬（尿中に糖を排泄する）

**④：①と②両方の作用を有する薬** イメグリミン

**⑤：GLP-1受容体作動薬の経口薬** セマグルチド

### 注射薬

**①：GLP-1受容体作動薬** リラグルチド、エキセナチド、デュラグルチド、セマグルチドなど

**②：持続性GIP／GLP-1受容体作動薬** チルゼパチド

**③：インスリンそのものを補充する薬** インスリン製剤

## 糖尿病の薬物治療②

# 低血糖になるリスクの少ない薬を優先的に使用

### 薬の副作用で低血糖を起こすと命の危険も！

治療薬の中には、血糖値を下げる効果が強い反面、副作用の「低血糖」が起こりやすいものがあります。インスリンそのものを補充する「インスリン製剤」や、インスリンの分泌を強力に促す「スルホニル尿素（ＳＵ）薬」「グリニド薬」などです。

低血糖が起こると、発汗（冷や汗）、倦怠感、手のふるえ、思考力の低下などが生じるほか、重症の場合は意識を失ったり、昏睡状態に陥ったりすることもあります。また、血管の収縮により、心筋梗塞や脳梗塞を発症する危険性も高まります。

そのため近年は、低血糖の心配の少ない治療薬が優先的に使用されています。

たとえば、食事の直後など血糖値が上昇したときにだけ働く「ＧＬＰ－１受容体作動薬」や「持続性ＧＩＰ／ＧＬＰ－１受容体作動薬」「ＤＰＰ－４阻害薬《そがいやく》」です。また、血糖を尿に排泄することで血糖値を下げる「ＳＧＬＴ２阻害薬」、インスリンの効きをよくする「ビグアナイド薬」や「イメグリミン」、糖の吸収を遅らせる「α《アルファ》－グルコシダーゼ阻害薬」なども、血糖値を過剰に下げる心配はありません。こうした薬を優先して使用することにより、安全な血糖管理が可能となります。

ただし、どの薬にも大なり小なり副作用はありますので、**主治医の指示に従って服用することが原則**です。

## 糖尿病の主な治療薬（インスリン製剤を除く）

| | 薬の種類 | 商品名 | 作用・副作用 |
|---|---|---|---|
| ①血糖値が高いときに作用する | DPP- 4阻害薬<br>（飲み薬） | ジャヌビア、グラクティブ、エクア、ネシーナ、トラゼンタ、テネリア、スイニーなど | 高血糖時に膵臓に作用するホルモンの分解を抑制し、インスリン分泌の働きを助ける。副作用に便秘など |
| | GLP-1受容体作動薬<br>（注射薬・飲み薬） | ビクトーザ、バイエッタ、リキスミア、トルリシティ、リベルサス、オゼンピック | 高血糖時にインスリンの分泌を促して血糖値を下げる。副作用に下痢、便秘、嘔吐など |
| | 持続性GIP／GLP-1受容体作動薬<br>（注射薬） | マンジャロ | GLP-1受容体に加えてGIP受容体にも作用するため、GLP-1受容体の単剤投与よりも大きな血糖改善作用と体重減少効果が期待できる。副作用に下痢、便秘、消化不良など |
| ②インスリンの分泌不足を補う | スルホニル尿素（SU）薬<br>（飲み薬） | アマリール、グリミクロン、オイグルコン、ダオニールなど | 膵臓のβ細胞を刺激してインスリンの分泌を促進する。副作用に低血糖、体重増加など |
| | 速効型インスリン分泌促進薬<br>（飲み薬） | ファスティック、スターシス、グルファスト、シュアポスト | 内服直後から効き始め、短時間、膵臓のインスリンの分泌を促す。副作用に低血糖など |
| ③インスリンの効きをよくする | ビグアナイド薬<br>（飲み薬） | メトグルコ、グリコラン、ジベトスなど | 肝臓からの糖の放出を抑え、インスリンに対する体の感受性を高める。副作用に食欲不振、便秘、下痢など |
| | チアゾリジン薬<br>（飲み薬） | アクトス | インスリンに対する体の感受性を高めて血糖値を下げる。副作用にむくみ、体重増加など |
| ②＋③ | イメグリミン<br>（飲み薬） | ツイミーグ | ミトコンドリアへの作用などにより、血糖に応じてインスリン分泌を促し、インスリン抵抗性を改善することで血糖値を改善。副作用に下痢、便秘、消化不良など |
| ④糖の吸収や排泄を調整する | α-グルコシダーゼ阻害薬<br>（飲み薬） | グルコバイ、ベイスン、セイブルなど | 小腸からの糖の消化・吸収を遅らせて、食後血糖値を抑える。副作用におなかの張り、下痢など |
| | SGLT2阻害薬<br>（飲み薬） | スーグラ、フォシーガ、ルセフィ、カナグル、アプルウェイ、ジャディアンスなど | ブドウ糖の尿細管からの再取り込みを妨ぎ、尿中に排泄する。副作用に尿路・性器感染、脱水、頻尿など |

国立国際医療研究センター研究所 糖尿病情報センターホームページ「薬のはなし」をもとに改変

### 糖尿病の薬物治療③

# 糖尿病治療は「集学的治療」がトレンドに

## 休薬できる「寛解」の時期をつくることの大切さ

糖尿病の治療は従来、「血糖値を下げること」が中心的な課題とされていましたが、近年は**「集《しゅう》学的治療《がくてきちりょう》」**の重要性が注目されています。

「糖尿病とその合併症の進展予防や生命予後を改善させるためには血糖改善だけでは不充分。動脈硬化の進行を防ぐための血圧値や血中脂質なども同時に管理することが必須。さらに、体重管理も並行して行なうことで初めて、糖尿病とその合併症は予防・改善できる」という考え方が、最前線の糖尿病専門医の共通認識となっています。

たとえば「ＧＬＰ－１受容体作動薬」は、脳に働きかけて食欲を抑えることと胃の動きをゆっくりにすることで全体の食事摂取量が減り、減量効果が高いとされています。内臓脂肪が減って体重が落ちれば、それだけで血糖値も改善されます。

ペマフィブラートという高脂血症の薬は、脂肪肝（ＮＡＦＬＤ《ナッフルディー》／ＮＡＳＨ《ナッシュ》）に対する効果が期待されています。脂肪肝の改善はインスリンの効果を高めるため、血糖改善にも有効と言えます。

糖尿病治療は、総合的見地からの集学的治療のアプローチにより、薬を飲まなくて済む**「寛解《かんかい》」**の時期をつくることが可能になるという、新しい段階を迎えています。特に、インスリン分泌が保たれている肥満の人は、減量により「寛解」時期に持ち込める可能性が高いと言えます。

## 糖尿病治療の目標

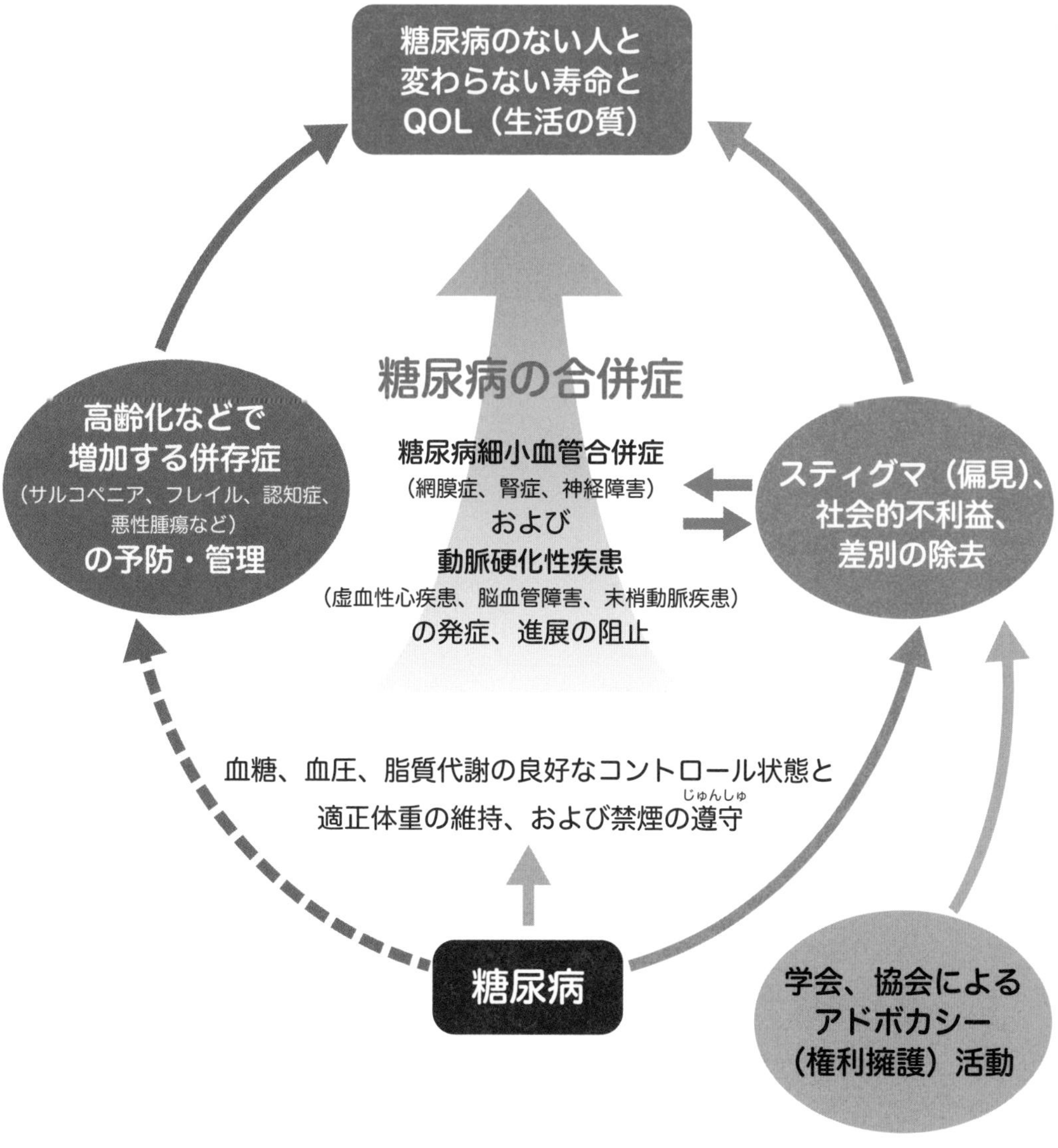

糖尿病のない人と
変わらない寿命と
QOL（生活の質）
糖尿病の合併症
高齢化などで
増加する併存症
（サルコペニア、フレイル、認知症、
悪性腫瘍など）
の予防・管理
糖尿病細小血管合併症
（網膜症、腎症、神経障害）
および
動脈硬化性疾患
（虚血性心疾患、脳血管障害、末梢動脈疾患）
の発症、進展の阻止
スティグマ（偏見）、
社会的不利益、
差別の除去
血糖、血圧、脂質代謝の良好なコントロール状態と
適正体重の維持、および禁煙の遵守《じゅんしゅ》
糖尿病
学会、協会による
アドボカシー
（権利擁護）活動

日本糖尿病学会『糖尿病治療ガイド2022-2023』

# 健康「知《し》っ得《とく》」情報 ①

## 「最強の糖尿病薬」が誕生?!

糖尿病の「集学的治療」（30ページ参照）が飛躍的に進展するきっかけとなったのは、「GLP-1受容体作動薬」の登場でした。

GLP-1受容体作動薬は、血糖値のコントロールをはじめ、食後高血糖の改善、肥満の解消、脂肪肝の改善、動脈硬化の抑制、さらにはインスリンと併用することでインスリンの減薬にもつながるなど、まさに〝八面六臂《はちめんろっぴ》〟の大活躍。併用薬次第で低血糖の心配もなく、集学的治療に最適な薬と言えます。

加えて2023年、GLP-1受容体作動薬にGIP受容体作動薬を組み合わせた「持続性GIP／GLP-1受容体作動薬チルゼパチド」が、糖尿病薬として日本で承認されました。

GIP受容体作動薬は、既存のGLP-1受容体作動薬よりも高い効果が期待でき、今までのGLP-1受容体作動薬にはない脂肪減少効果も期待されており、この２つが合体したチルゼパチドは「最強の糖尿病薬」として、その治療効果に期待が寄せられています。

PART 2

# 本当は怖い！<br>女性の「かくれ高血糖」

対馬ルリ子女性ライフクリニック銀座 医師　中《なか》村《むら》節《せつ》子《こ》

# 食後に血糖値が急上昇！通常の検査では見つけにくい「かくれ高血糖」

## 空腹時の血糖値が正常でも糖尿病予備群の可能性があります

**「かくれ高血糖」**という言葉を聞いたことがあるでしょうか？　食事をしたあとは、誰でも血糖値が平常値より上昇するものです。通常なら、分泌された「インスリン」の働きによって血液中のブドウ糖を取り込んでエネルギー源にしたり、グリコーゲンや中性脂肪に合成されて貯蔵されたりするので、食後2時間くらい経てば平常値に戻ります（血糖値の正常値は空腹時で70～１１０㎎／dL未満、食後2時間で１４０㎎／dL未満）。

ところがインスリンの分泌が遅れたり、効きが悪かったり、量が少なかったりすると、食後2時間を過ぎても血糖値が１４０㎎／dL以上に上昇することがあります。これを**「食後高血糖」**と言います。これは食後の一時的な現象であるため、一般的な「空腹時血糖値」や「ヘモグロビンＡ１《エーワン》ｃ《シー》」の検査では見つけることができません。見つけるのが困難であることから、「かくれ高血糖」と呼ばれているのです。

なかでもインスリンの分泌が遅い場合、食後高血糖が起きたあと、インスリンが過剰に分泌されて、食後3～5時間後に低血糖に陥ってしまいます。これを**「反応性低血糖」**と言い、激しい空腹感、動悸《どうき》、手の震えなどの症状が現れます。**反応性低血糖は「糖尿病」の初期症状とされ、糖尿病の患者さんの多くに現れることがわかっています。**

郵便はがき

料金受取人払郵便

京都中央局
承認

5819

差出有効期間
2025年3月15日
まで

（切手は不要です）

601-8790

205

京都市南区西九条
北ノ内町十一

PHP研究所
暮らしデザイン普及部
お客様アンケート係 行

1060

| | | |
|---|---|---|
| ご住所 □□□-□□□□<br><br>TEL： | | |
| お名前 | | ご年齢<br>歳 |
| メールアドレス | @ | |

今後、PHPから各種ご案内やアンケートのお願いをお送りしてもよろしいでしょうか？ □ NO
チェック無しの方はご了解頂いたと判断させて頂きます。あしからずご了承ください。

<個人情報の取り扱いについて>
ご記入頂いたアンケートは、商品の企画や各種ご案内に利用し、その目的以外の利用はいたしません。なお、頂いたご意見はパンフレット等に無記名にて掲載させて頂く場合もあります。この件のお問い合わせにつきましては下記までご連絡ください。（PHP 研究所　暮らしデザイン普及部　TEL.075-681-8554　FAX.050-3606-4468

## PHPアンケートカード

PHP の商品をお求めいただきありがとうございます。
あなたの感想をぜひお聞かせください。

**お買い上げいただいた本の題名は何ですか。**

**どこで購入されましたか。**

**ご購入された理由を教えてください。（複数回答可）**

1 テーマ·内容 2 題名 3 作者 4 おすすめされた 5 表紙のデザイン
6 その他（ ）

**ご購入いただいていかがでしたか。**

1 とてもよかった 2 よかった 3 ふつう 4 よくなかった 5 残念だった

**ご感想などをご自由にお書きください。**

**あなたが今、欲しいと思う本のテーマや題名を教えてください。**

## 食後高血糖のあとに起こる反応性低血糖（模式図）

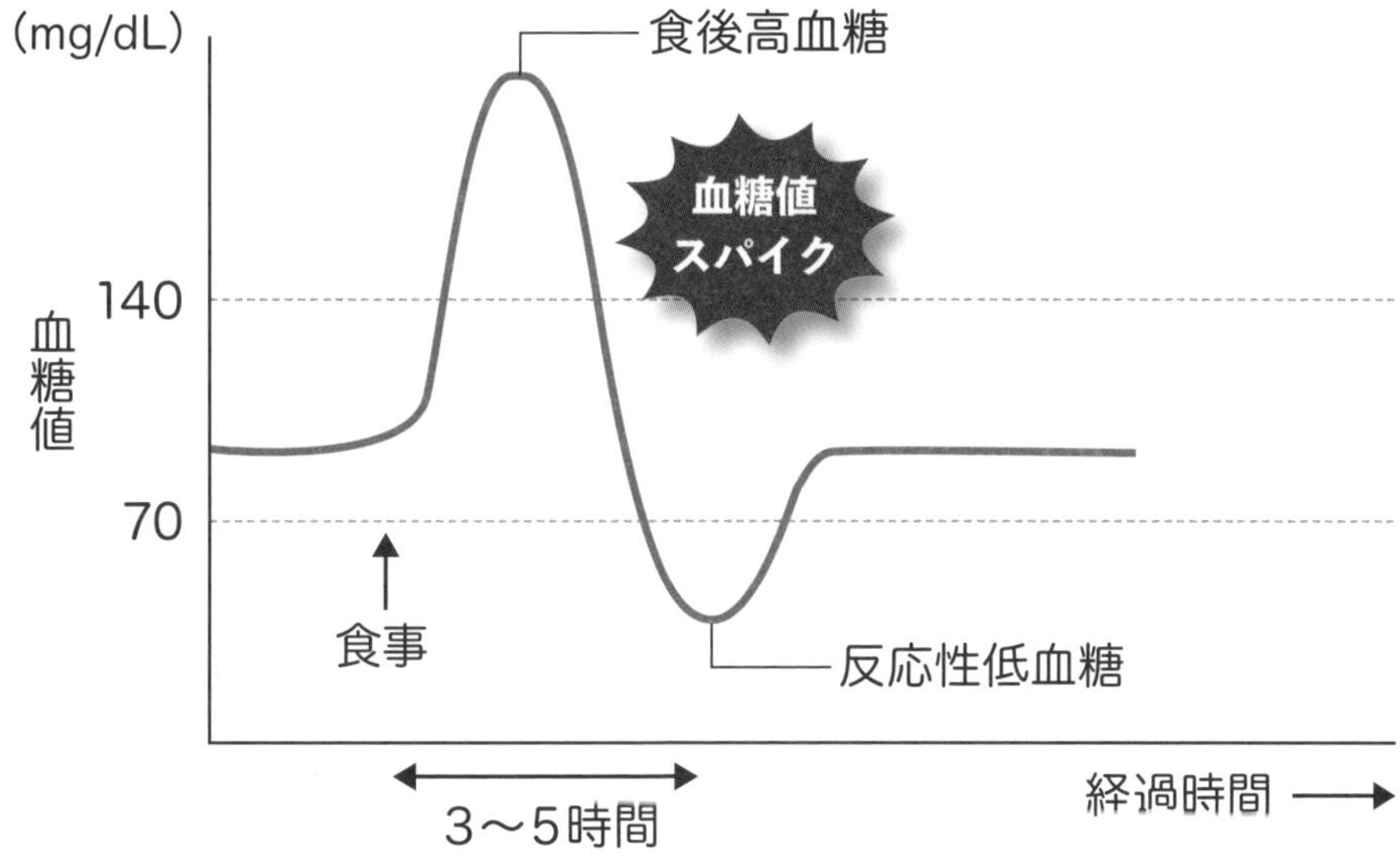


## 「境界型」患者の耐糖能《たいとうのう》異常と空腹時血糖異常の割合

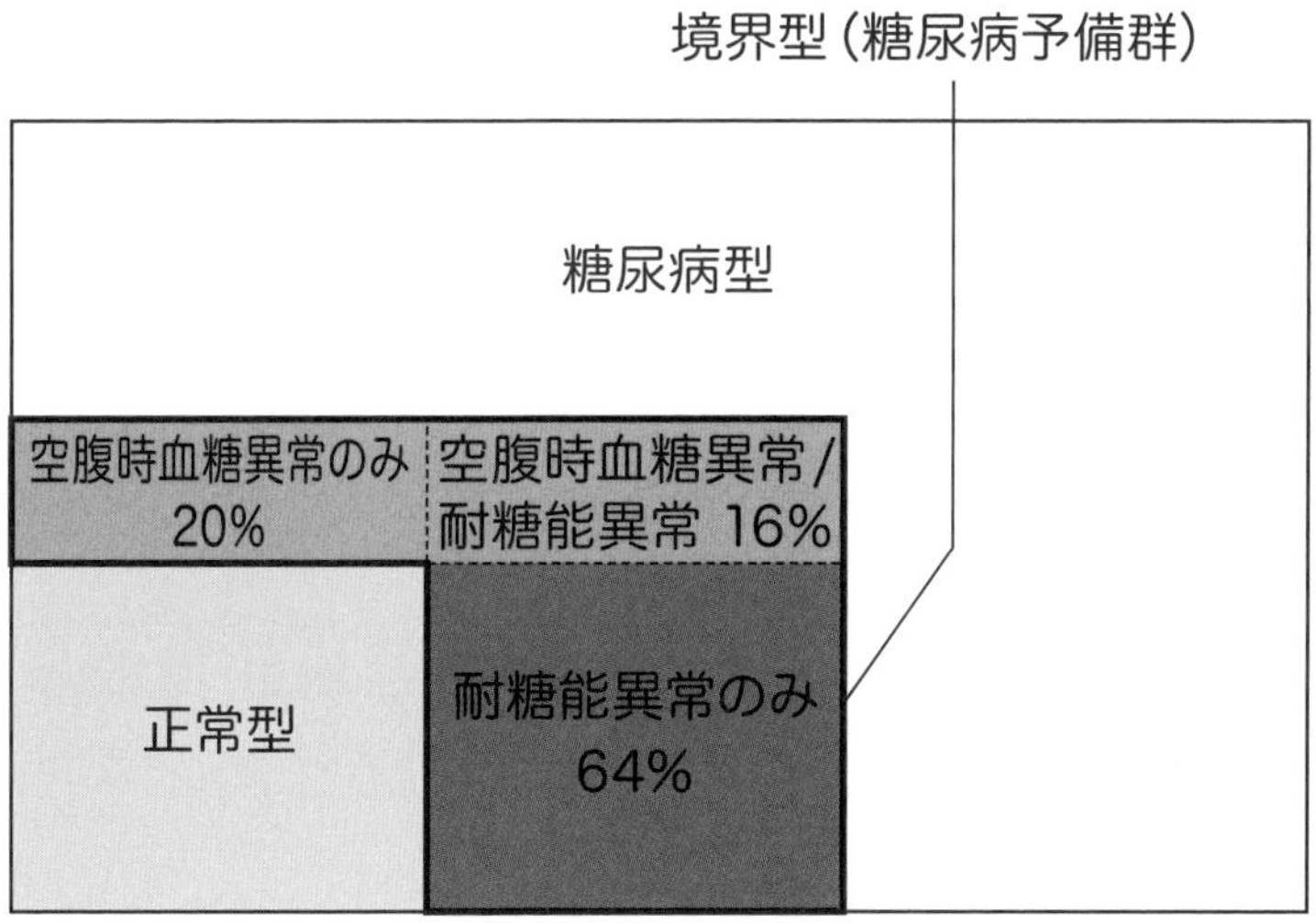


※日本人：山形県舟形町、福島県久山町、長崎県小値賀町の住民
The DRCODA Study Group.:Diabet Med 2002;19:549-557より作成
武田薬品工業ホームページ「糖尿病Q&A」より

# 「かくれ高血糖」に気づかず放置すると さまざまな病気の発症リスクが高まる

## 糖尿病・動脈硬化・がん・認知症など 中高年の体調不良の陰に高血糖あり

「かくれ高血糖」は、さまざまな病気の原因になると言われています。

### ☑糖尿病

個人差はありますが、かくれ高血糖を放置していると、「インスリン」を出す力が徐々に衰えて、「糖尿病」を発症するリスクが高まります。

### ☑体の糖化

「糖化《とうか》」とは、糖質が体内のたんぱく質などと結びつき、細胞を傷つけること。動脈硬化・骨粗《こつそ》鬆症《しょうしょう》・白内障・一部のがんの遠因となります。

### ☑動脈硬化

食後高血糖を繰り返すと、血管内が活性酸素で傷つき、修復過程で血管の壁が厚く硬くなり、動脈硬化が進行します。やがて血管の内腔が狭まって詰まりやすくなり、脳梗塞《のうこうそく》・脳出血・狭心症《きょうしんしょう》・心筋梗塞などのリスクが高まります。

### ☑がん

「かくれ高血糖」は糖尿病のリスクを、糖尿病はがんのリスクを高めます。特に糖尿病では肝臓がん、膵臓《すいぞう》がん、大腸がんの発症率が上昇します。

### ☑認知症

高血糖でインスリン過多になり、インスリン分解酵素の負担が増えると、同酵素が「アミロイドβ《ベータ》」を分解する余力がなくなり、「アルツハイマー型認知症」の発症リスクが高まると考えられています。

## 高血糖によって動脈硬化が起こるしくみ

1

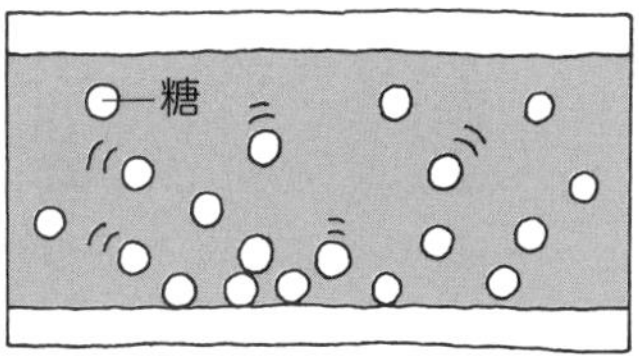


高血糖状態が続くと、糖が血管壁に付着する。

2

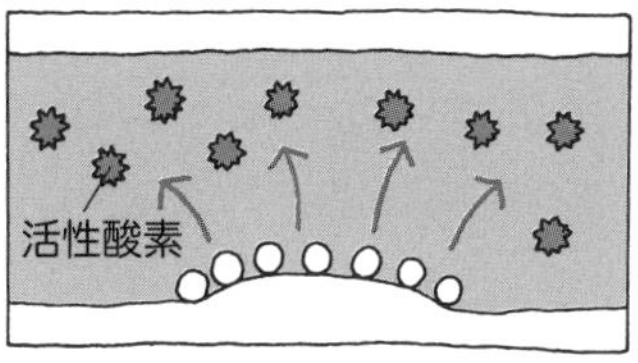


糖と血管壁のたんぱく質が化学反応を起こし、活性酸素が発生する。

3

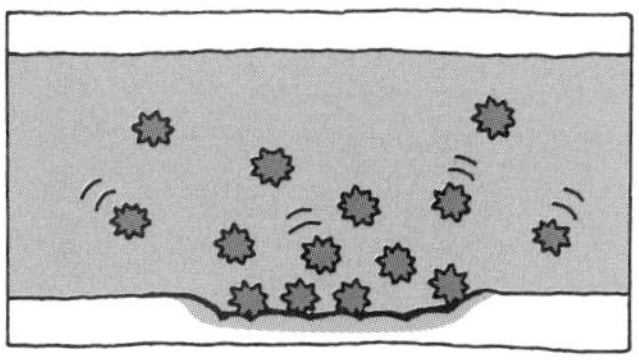

活性酸素による強力な酸化作用により、血管壁が障害されて傷つく。

4

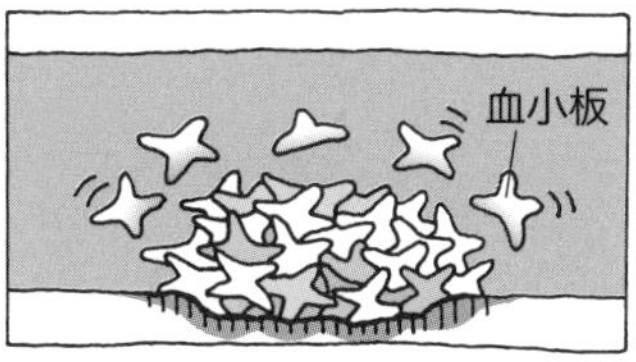


傷ついて出血した部分を修復するために血小板が集まるが、これが血栓になり、血管の内腔を狭くしたり塞いだりする。

## 高血糖がアルツハイマー型認知症を発症させるプロセス（アミロイドβ仮説）

高血糖が続き、インスリンが分泌過多の状態になる

↓

血液中のインスリン濃度が高くなる（高インスリン血症）

↓

「インスリン分解酵素」の仕事（インスリンの分解）が増える

↓

「インスリン分解酵素」の「アミロイドβ」分解の働きが悪くなる

↓

「アミロイドβ」が脳内に溜まっていく

↓

**アルツハイマー型認知症を発症する**

# 「かくれ高血糖」を見つけるために「なりやすい人」の傾向を知ろう

## 遺伝・生活習慣・ホルモンバランスなど高血糖にはいくつもの要因があります

「かくれ高血糖」になりやすい人の傾向・特徴としては、次のようなものが考えられます。

### ☑遺伝的要因

家族に糖尿病患者がいたり、血縁関係に高血糖の人が多かったりした場合、生まれつき高血糖になりやすい遺伝子を受け継いでいる可能性が高いと言えます。

### ☑妊娠・出産要因

女性で「妊娠糖尿病」になったことがある人や、出生体重4000g以上の巨大児出産をしたことがある人は、「糖尿病」になりやすいと言われており、高血糖になりやすい傾向があります。

### ☑生活習慣要因

食べすぎの人は、必然的に炭水化物を摂りすぎてしまい、血糖値を押し上げることにつながります。運動不足の人は、筋肉の糖利用が促進されず、ブドウ糖が血液中に溜まりやすいため、高血糖になりやすくなります。

### ☑エストロゲンの分泌量低下（女性）

更年期以降、女性ホルモンの「エストロゲン」の分泌量が減っていきます。エストロゲンには、血糖値上昇の原因となる内臓脂肪の代謝を高める働きがあり、これが減ることで高血糖になりやすくなってしまいます。男性は元々エストロゲンの保護がなく、高血糖になりがちです。

# 「かくれ高血糖」になりやすい人の特徴

- ☑ 家族や血縁関係に糖尿病や高血糖の人がいる。
- ☑ 肥満がある。
- ☑ 食後３～５時間後に異常な空腹感やイライラ感、頭痛などの不定《ふてい》愁訴《しゅうそ》が起こる（「反応性低血糖」の症状がある）。
- ☑ たまに“ドカ食い”をしてしまう。
- ☑ 運動習慣がない（筋肉量が少ない）。
- ☑ 歩いて移動する機会が少ない。
- ☑ ヘモグロビンA1cの値が年々少しずつ上昇している。
- ☑ ヘモグロビンA1cが5.6％以上である。
- ☑ 胃を切除している。
- ☑ 「妊娠糖尿病」*または巨大児（出生体重4000ｇ以上）出産の経験がある。
- ☑ 甲状腺《こうじょうせん》機能《きのう》亢進症《こうしんしょう》**（バセドウ病など）がある。

＊「妊娠糖尿病」は「妊娠中に初めて発見または発症した、糖尿病に至っていない糖代謝異常」のこと。一般的に妊娠中は血糖値が高くなりやすい。

＊＊ 甲状腺機能亢進症は甲状腺ホルモンの分泌過多になる病気。甲状腺ホルモンは血糖を上げる作用があるため、「耐糖能《たいとうのう》異常」を起こしやすくなる。

# 「かくれ高血糖」を調べる検査方法①

## 高血糖の検査は多種多様
## それぞれの特徴を知ろう

「かくれ高血糖」を突き止めるには、次のような方法で検査を行ないます。

### 「食後血糖値」を測る

炭水化物を食べはじめてから２時間後の測定が最適とされます。測定の際は、日頃食べ慣れている食品の中から、カレーライスや丼ものなどに甘めのジュースやデザートを加えたメニューなど、炭水化物の多いものを選んで実施します。２時間後に１４０㎎/dL以上だった場合、「かくれ高血糖の恐れあり」と捉えてよいでしょう。

### 「ヘモグロビンＡ１ｃ」を測る

赤血球に含まれるヘモグロビンは、ブドウ糖と結合する性質があり、赤血球の寿命（約１２０日）がくるまでそのまま血液中に存在します。**「ヘモグロビンＡ１ｃ《エーワンシー》」**とは、ヘモグロビン全体のうち、ブドウ糖と結びついたものが何％含まれているかを表す数値です。過去１～２カ月の血糖値の平均を知ることができます。

### 「１《イチ》・５《ゴ》ＡＧ《エージー》」を測る

「１・５ＡＧ」はブドウ糖によく似た物質で、血液中に常時一定量存在しています。血糖値が高くなって尿とともに糖が排泄される際、１・５ＡＧも一緒に排泄されて量が減ります。そのため、この数値が「低い」と、食後高血糖で「尿糖《にょうとう》」が出ていると判断することができます。

（その他、グリコアルブミンを測定する検査もあります）

## 糖尿病（糖尿病型）の判定基準

①空腹時血糖値 126㎎ /dL 以上
② 75g 経口ブドウ糖負荷試験で
2時間値 200㎎ /dL 以上
③随時血糖値 200㎎ /dL 以上
④ HbA1c が 6.5%以上

以上の①から④のいずれかが確認された場合「**糖尿病型**」と判定

⑤空腹時血糖値 110㎎ /dL 未満
⑥ 75g 経口ブドウ糖負荷試験で
2時間値 140㎎ /dL 未満

以上の⑤か⑥が確定された場合
「**正常型**」と判定

※「糖尿病型」にも「正常型」にも属さない場合「境界型」と判定

## ヘモグロビンA1c《エーワンシー》（HbA1c）とは？

$$\text{HbA1c(\%)} = \frac{\text{ブドウ糖が結合したヘモグロビン量}}{\text{すべてのヘモグロビン量}}$$

血液中のブドウ糖が多いほど、糖と結合するヘモグロビン量も増えるため、この値が高いほど、血糖値が高いと判断できる。

## 「かくれ高血糖」を早く見つけるためには？

- 健康診断を定期的・継続的に受ける。
- 糖尿病の家族歴がある人は特に、血糖値の変動を注視しておく。
- 「反応性低血糖」の症状がたびたび起こる人は、一度医療機関を受診して、血糖値をチェックしてもらう。
- 若い人は、妊娠前に一度血糖値を測り、高血糖がないか確認しておくことが大切（糖尿病合併妊娠*を避けるため）。

*糖尿病合併妊娠…糖尿病を発症している人が妊娠すること。糖尿病合併妊娠の場合、流産、早産、巨大児、胎児の奇形などのリスクが高く、妊娠継続が困難となるケースもある。

# 「かくれ高血糖」を調べる検査方法②

## インスリンの状態を測定
## 血糖値を24時間測る方法もある

高血糖が起こる原因のうち、「インスリン」が関わる問題には、「インスリンの分泌が遅い」「インスリンが効きにくい（インスリン抵抗性）」「インスリン分泌の低下」などが挙げられます。

**インスリン抵抗性とは、インスリンが効きにくくなり、過剰なインスリンが必要となる状態のことです。**内臓脂肪の蓄積が、インスリン抵抗性に陥る原因と考えられています。

### HOMA-R（インスリン抵抗性の検査）

空腹時インスリン値と空腹時血糖値を測り、43ページの式で算出します。

1・6以下で正常、2・6以上で「インスリン抵抗性あり」と判定されます。

### HOMA-β（インスリン分泌能の検査）

空腹時インスリン値と空腹時血糖値を測り、43ページの方法で算出します。正常値は40～60％、40％以下は「インスリン分泌低下」、60％以上は「インスリン抵抗性あり」と判定されます。

### CGM（持続グルコース測定）

腕などに専用のセンサーを装着して、皮下組織の間質液中のグルコース（ブドウ糖）の濃度を24時間測定し、その数値から血糖値を比定する方法です。**「血糖値スパイク」**（35ページ参照）を見逃さず、就寝中の高血糖や低血糖、食後の「かくれ高血糖」も把握できるという利点があります。

## インスリン作用不足が糖尿病発症へと導く

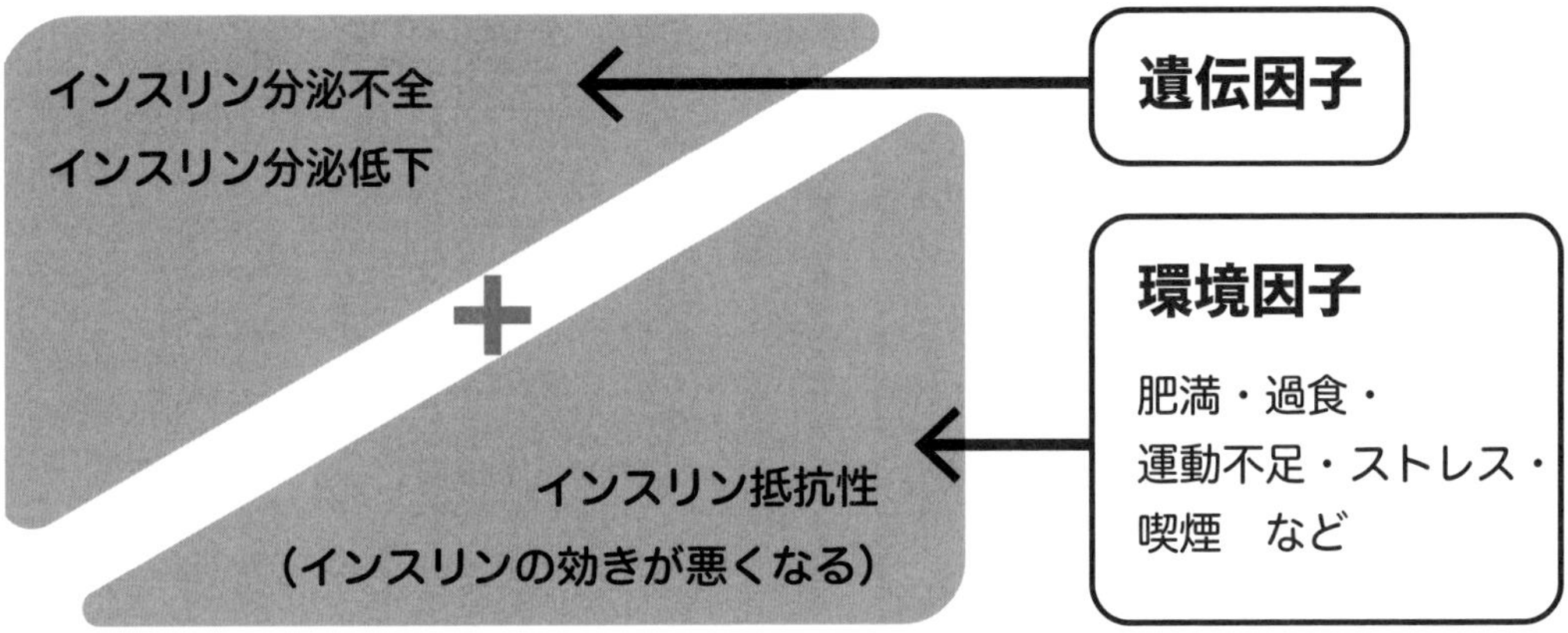


インスリン作用が不足する

↓

血糖値が高くなる

↓

**糖尿病**

## インスリン作用の状態を調べる検査の計算式

HOMA-R：インスリン抵抗性

$$\textbf{HOMA-R}=\frac{\text{空腹時インスリン値}\times\text{空腹時血糖値}}{405}$$

HOMA-β：インスリン分泌能

$$\textbf{HOMA-}\boldsymbol{\beta}=\frac{\text{空腹時インスリン値}\times 360}{\text{空腹時血糖値}-63}$$

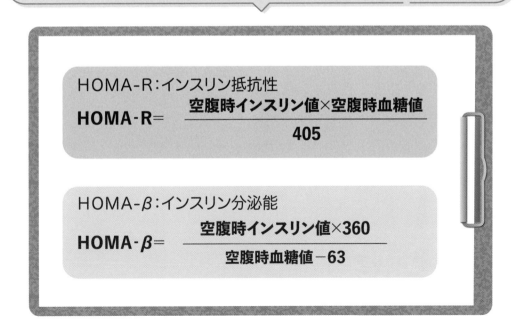

# 「かくれ高血糖」を起こさない工夫で各種の病気予防につなげる

## 血糖値、ヘモグロビンA1cの数値が正常でも、安心できない場合があります

糖尿病の発症を防ぐためには、**血糖値を適正に保つ**ことも、**ヘモグロビンA1c《エーワンシー》を適正に保つこ**とも、どちらも大切であり、できることに日々取り組んでいく必要があります。

もうひとつ大事なのは、「**かくれ高血糖**」**を解消していく**、という観点を持つことです。空腹時の血糖値やヘモグロビンA1cの値がどちらも正常であっても、「変動幅」が大きく、食後の血糖値が２００mg/dL以上に上昇しているケースがあるからです。

「かくれ高血糖」をなくしていく、少なくとも減らしていくことによって、36ページで挙げたような病気のリスクが下がり、健康の維持・増進につながります。

「かくれ高血糖」をなくしていけば、「反応性低血糖」（34ページ参照）も起こりにくくなります。つまり、低血糖による異常な空腹感で〝ドカ食い〟したり、甘いものを大量に食べたりすることも防げるようになるわけです。

基本的には、**炭水化物を一度にたくさん食べすぎないこと**が大事です。さらに、炭水化物の吸収スピードを落としてくれる**繊維質の多い食品**や、消化に時間がかかる**たんぱく質や脂質などを含む食品**を、**炭水化物よりも先に食べる**ようにすれば、「かくれ高血糖」の予防につながります。

## 栄養素が血糖に変化する速度と割合（模式図）

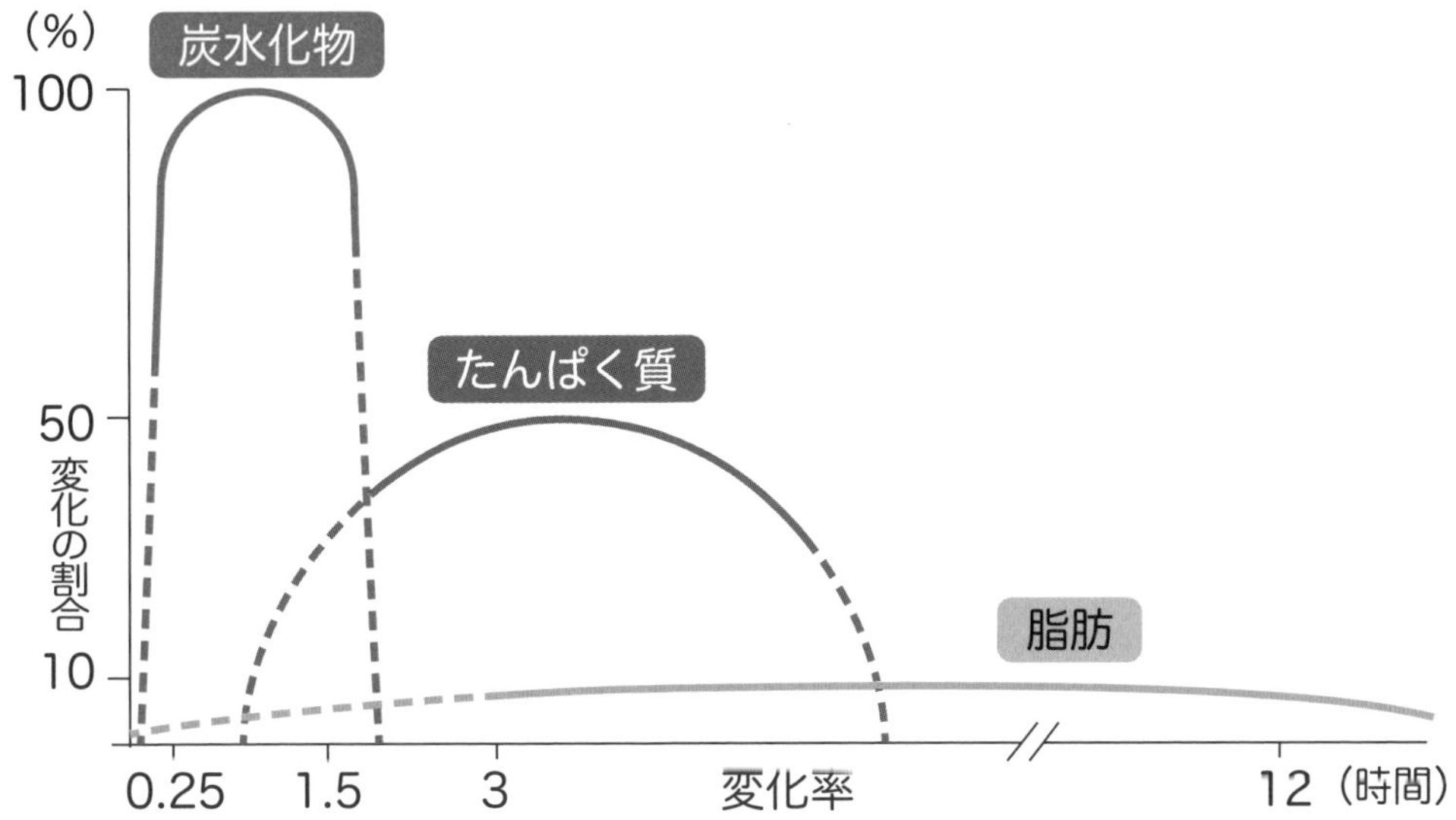


『糖尿病教室パーフェクトガイド』アメリカ糖尿病協会発行　池田義雄監訳ほか（医歯薬出版）

## 野菜や肉、魚を先に食べて、炭水化物は最後に

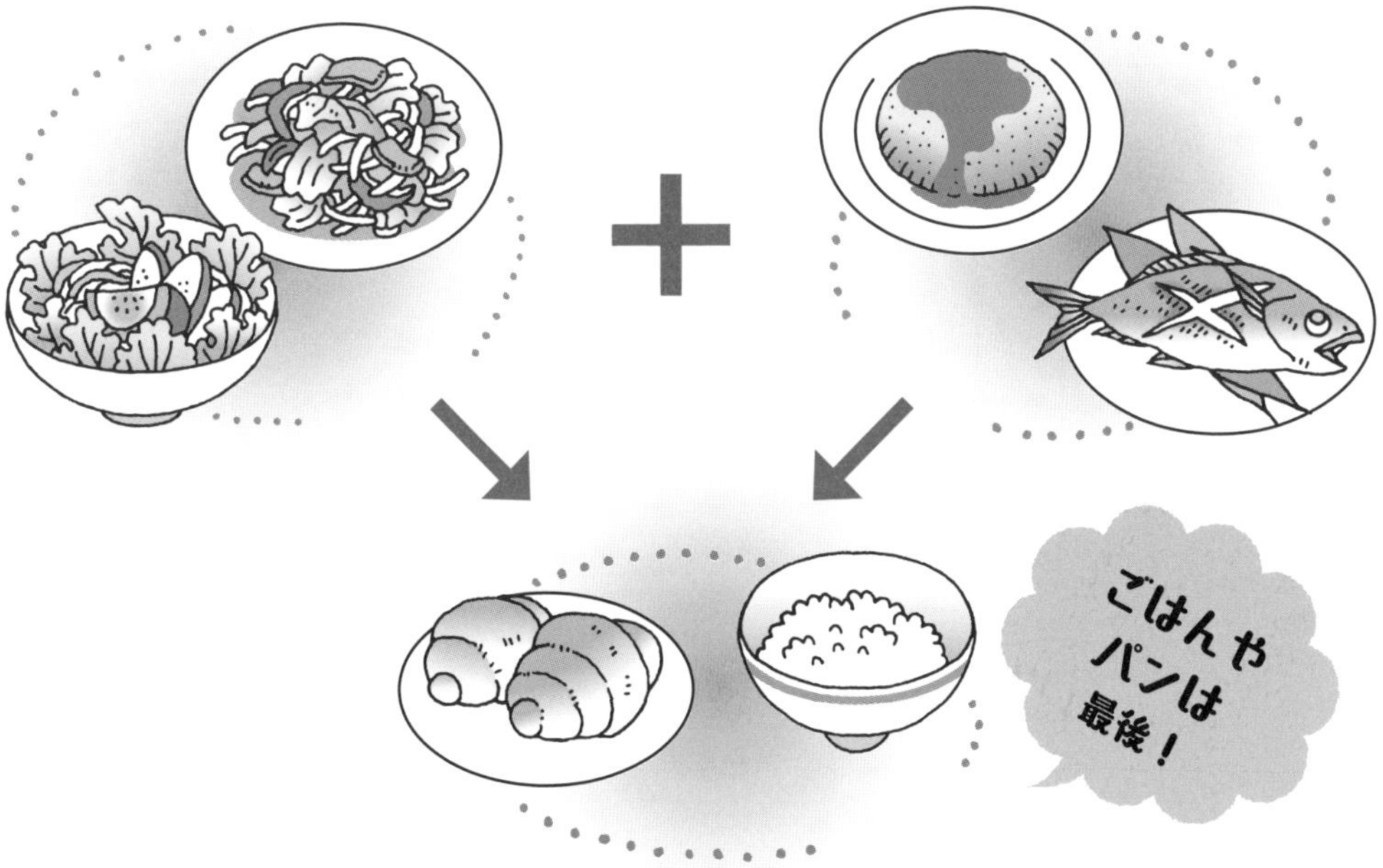

# 「かくれ高血糖」改善の基本となる「食事習慣」と「運動習慣」を始めよう

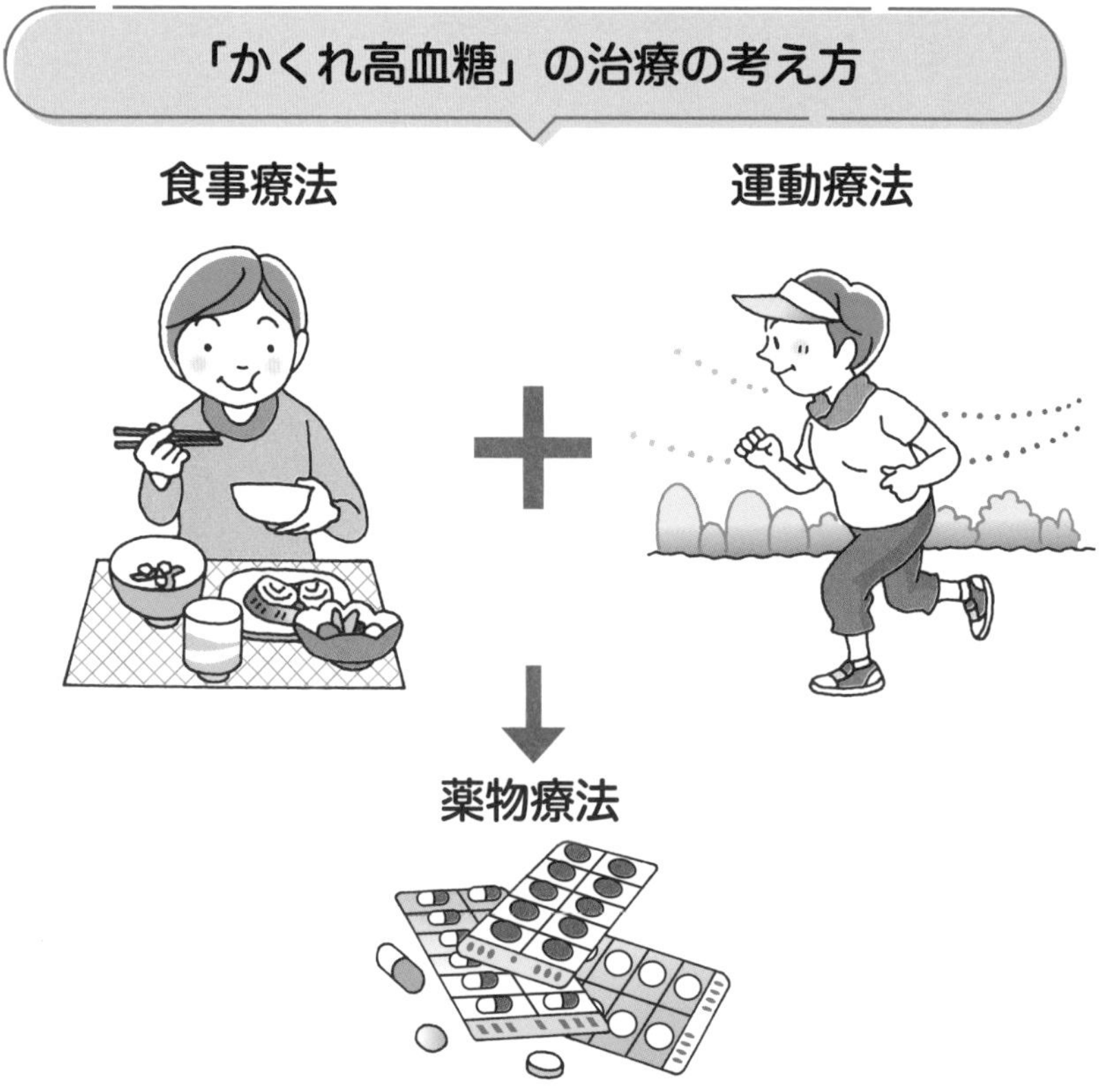


食事と運動で生活習慣の改善を行ない、それでも血糖コントロールがうまくいかないときは、薬物療法を行なう。

## 食事を見直して反応性低血糖を解消
## 運動で筋肉を使って基礎代謝を高めましょう

「かくれ高血糖」があり、いわゆる「**糖尿病予備群**」と判断される人は、**高血糖から「糖尿病」へと至る過程の初期段階**であると言えます。糖尿病を発症しているわけではないので、糖尿病患者と同様の治療は必要ありませんが、改善に向けて、一人ひとりが「**食事療法**」や「**運動療法**」に取り組むべきなのは同じです。これまでの生活習慣を改めて、「食事の摂り方」を見直したり、毎日のルーティンに「運動習慣」を取り入れたりするということです。

「かくれ高血糖」がある人のうち、「反応

## 食後の運動が血糖値を下げる

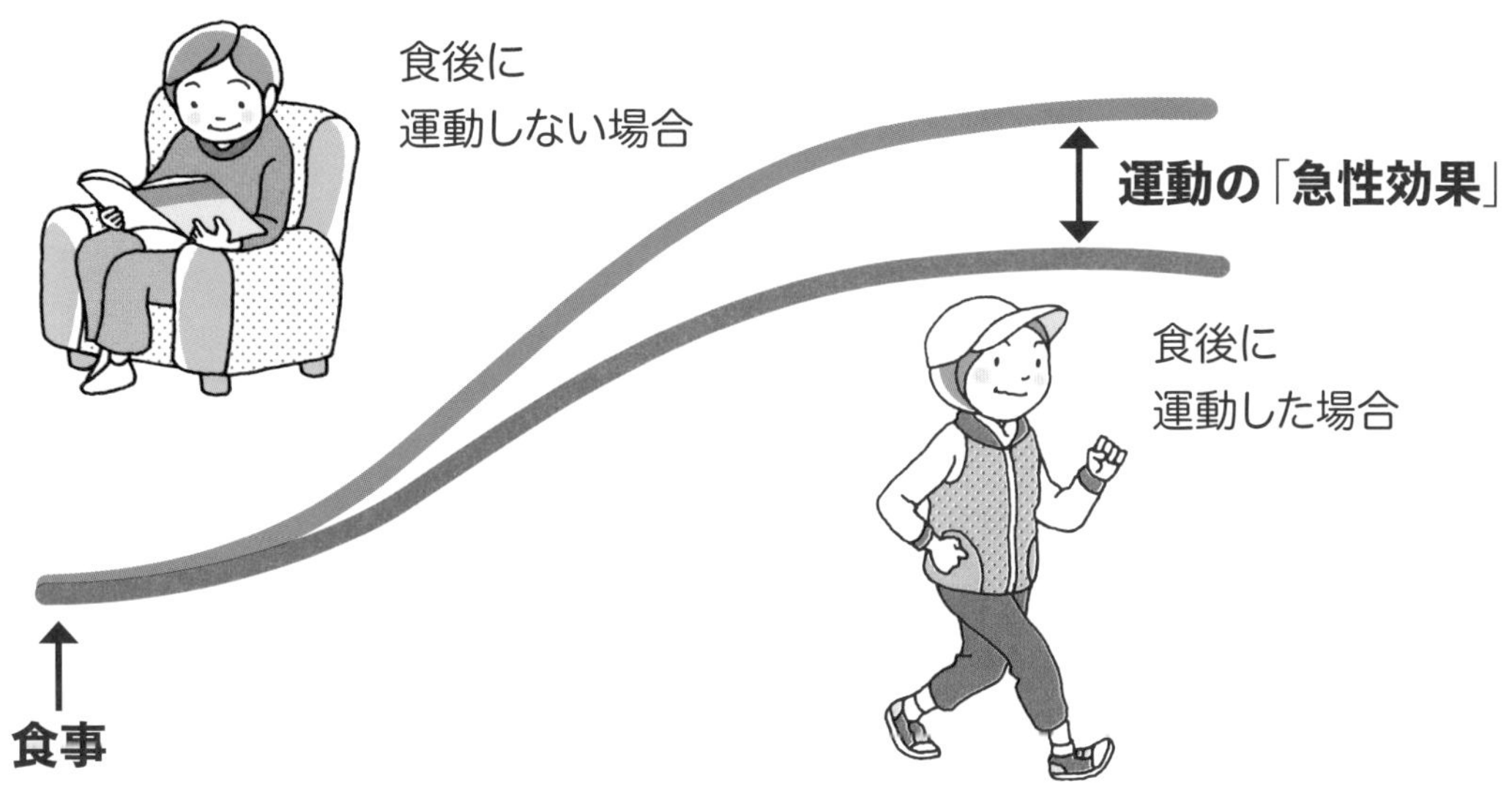


食後に運動をすると、血糖値の上昇が抑えられる。

糖尿病ネットワーク「糖尿病の運動療法情報ファイル」

性低血糖」（34ページ参照）の症状が認められる場合は、その解消を最優先する必要があります。「反応性低血糖」を予防するには、繰り返しになりますが、血糖値の急上昇の原因となる炭水化物の大量摂取をやめるのがもっとも有効です。

また、運動が血糖値を抑える効果があるのは、国内外の多くの研究で証明されています。これまで運動の習慣がなかった人は、ぜひ何か始めていただきたいと思います。

たとえば、食後すぐに散歩等の「**有酸素運動**」を行なえば、筋肉が収縮してブドウ糖の筋肉への取り込みが活発になり、血糖値が下がります。これを「**急性効果**」と言います。さらに数カ月以上運動を続けることで筋力がつき、基礎代謝が高まってインスリン抵抗性が改善し、血糖値が上がりにくくなります。これを「**慢性効果**」と言います。

## 健康「知《し》っ得《とく》」情報

## ②

## 「かくれ高血糖」の改善に有効な薬

「食後高血糖の改善」に有効な「α《アルファ》-グルコシダーゼ阻《そ》害薬《がいやく》」という薬があります。この薬は、小腸で炭水化物の消化・吸収を促進する「α《アルファ》-グルコシダーゼ」という酵素の働きを阻害することによって、ブドウ糖の吸収を遅らせる効果があります。ブドウ糖の吸収が遅れることによって、血糖値の上昇が抑えられるという仕組みです。

「α-グルコシダーゼ阻害薬」は、糖尿病患者の治療に使われていますが、糖尿病予備群である「境界型」の人にも効果があり、かつ糖尿病の発症予防にも有効です。「α-グルコシダーゼ阻害薬」は、インスリンの分泌に直接関係しないため、インスリンの分泌を促進させる他の薬とは異なり、インスリン過多による「低血糖」を起こしにくいという利点もあります。

# PART 3

# がんばらないでヘモグロビンA1c《エーワンシー》を下げる「スゴ技《ワザ》」

栗原クリニック東京・日本橋 院長　栗原《くりはら》　毅《たけし》

# 「5つの原則」をしっかり守れば何でも美味しく食べ続けられる

## 食べ方や習慣を「少し」変えれば苦労せずにヘモグロビンA1cは下がります

ヘモグロビンA1c《エーワンシー》を下げるための5原則を紹介します。

何を食べてもかまいません。**食べ方や習慣を「少し」変えるだけ**で大丈夫です。

**原則1　三食きっちり、よく噛んで食べる**

食事を抜くと、次の食事で血糖値が急上昇します。毎日三食、規則正しく食べましょう。よく噛むことで、血糖値の急上昇が防げます。少なめに口に含み、従来より10回多く噛むことから始めて、一口30回を目標にしてください。

**原則2　糖質を減らし、食べる順番を変える**

糖質を1割減らし、主食を最後に食べましょう。①野菜・きのこ類、②肉・魚などのたんぱく質、③1割減らした主食の順に食べれば、カロリーを気にせずに血糖値を適正に保つことができます。

**原則3　「ゆるい運動」を毎日少しずつ**

食後に約20分歩くなど、「ゆるい運動」を続けると血糖値の上昇がゆるやかになります。

**原則4　薬に頼りすぎない**

原則1〜3を継続するだけでヘモグロビンA1cは適正になっていくので、薬を減らしたり、やめたりすることが可能です。

**原則5　タバコは絶対にやめる**

インスリンの効きを悪くするタバコは必ずやめてください。飲酒は、適量なら大丈夫です。

## 主な食品の糖質一覧

| 品　名 | 糖質(g)<br>100gあたり |
|---|---|
| 精白米(うるち米) | 83.1 |
| うどん | 55.0 |
| そば | 56.4 |
| スパゲッティ・マカロニ | 73.4 |
| 食パン | 48.2 |
| 牛バラ肉(脂身つき)*1 | 0.1 |
| 豚ロース肉(脂身つき)*2 | 0.2 |
| 鶏もも肉(皮つき) | 0.0 |
| さば(まさば) | 0.3 |
| 鮭(しろさけ) | 0.1 |
| 生しいたけ(原木栽培) | 0.8 |
| 乾しいたけ | 11.8 |
| 鶏卵 | 0.3 |
| 絹ごし豆腐 | 1.0 |
| 納豆 | 0.3 |
| 豆乳 | 1.0 |

| 品　名 | 糖質(g)<br>100gあたり |
|---|---|
| 枝豆 | 4.7 |
| かぼちゃ(西洋) | 17.0 |
| キャベツ | 3.5 |
| きゅうり | 2.0 |
| 大根*3 | 2.7 |
| 玉ねぎ | 7.0 |
| トマト | 3.1 |
| さつまいも | 31.0 |
| じゃがいも | 15.5 |
| 濃口しょうゆ | 1.6 |
| 薄口しょうゆ | 2.6 |
| 砂糖(白砂糖) | 104.2 |
| 牛乳 | 4.7 |
| ヨーグルト(全脂無糖) | 3.9 |
| 大福もち(こしあん) | 53.4 |
| ミルクチョコレート | 59.3 |

*1 和牛肉　*2 大型種肉　*3 皮つき

※この一覧は文部科学省「日本食品標準成分表2020年版（八訂）」の「単糖当量」を「糖質」としています。食品100gあたりの糖質が100gを超えるものがあるのは、食品に含まれるさまざまな種類の糖を「単糖」に換算しているためです。「単糖当量」はインターネット上の文部科学省「食品成分データベース」でも調べることができます。

https://fooddb.mext.go.jp/　※ホームページやその内容は予告なく変更・削除されることがあります。

# がまんは不要！
# 食べて飲んでヘモグロビンA1cを下げるスゴ技

食卓でのちょっとした工夫で血糖値はコントロールできる

## ① 「ちょいマイタケ料理」を前菜に

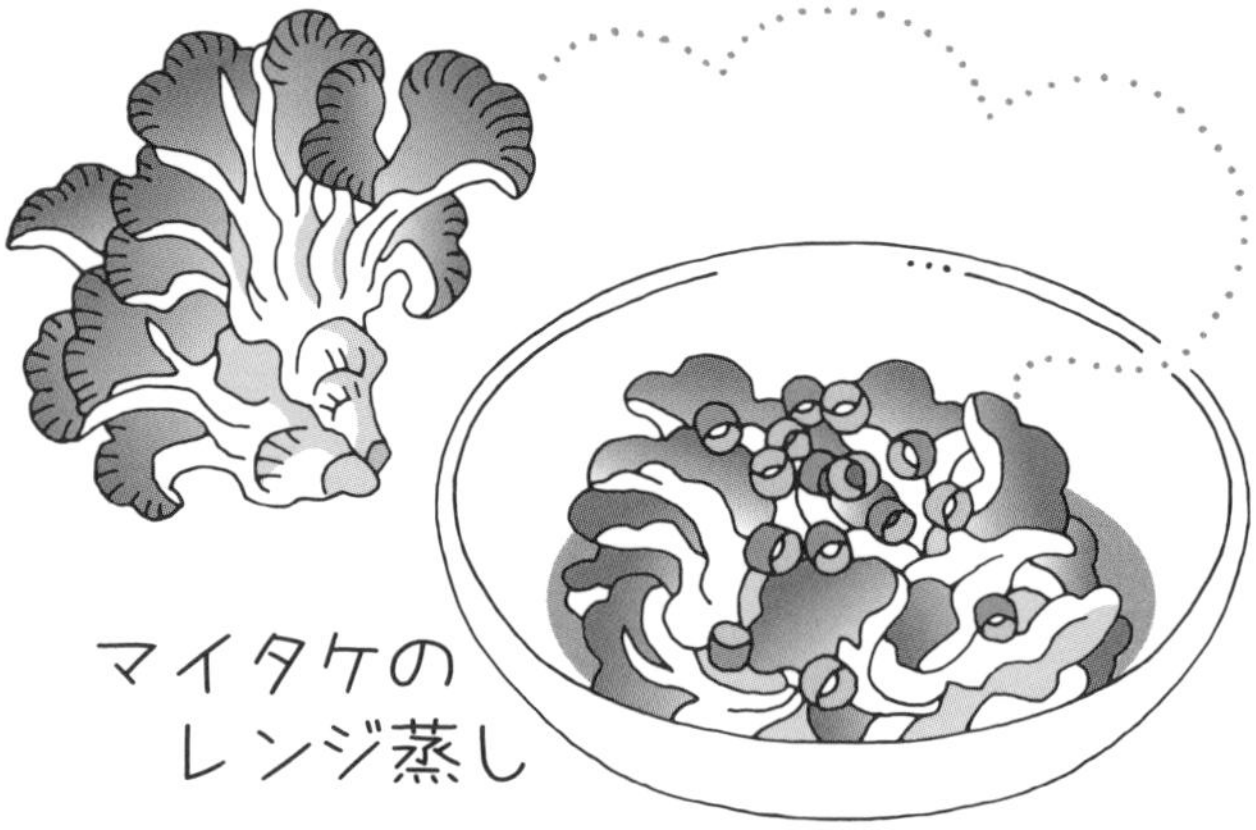


マイタケはインスリンの働きを活性化してくれます。また、消化酵素の働きを抑えて血糖値の急上昇を抑えます。電子レンジで温めて、ポン酢などをかけて前菜としていただきましょう。

## ② 水出しの「秋冬番茶」を飲む

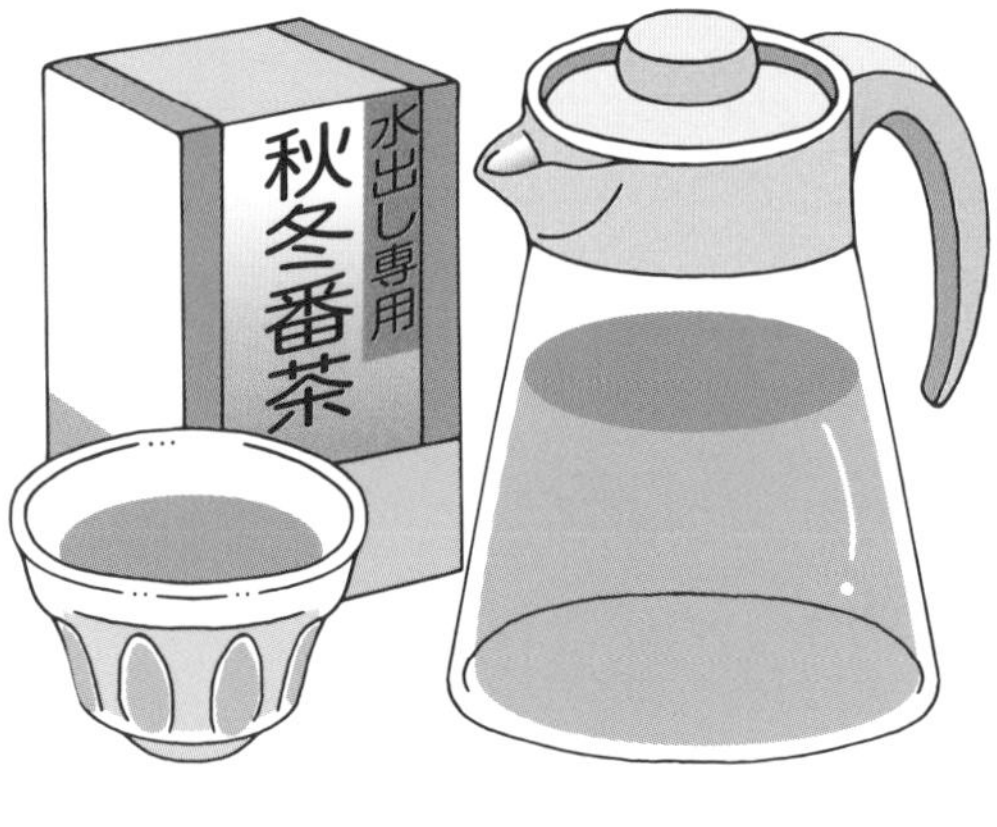


秋に茶葉を収穫した「秋冬番茶」には、インスリンと似た働きをする「ポリサッカライド」が豊富に含まれています。熱に弱い成分なので、水出しで飲むのが最適です。

## ③ カルシウムとビタミンDを摂る

カルシウムとビタミンDは、いずれもインスリンの分泌を促してくれます。カルシウムが豊富な食品を摂り、週に2～3回は太陽光を浴びて、ビタミンDの体内合成を促進しましょう。

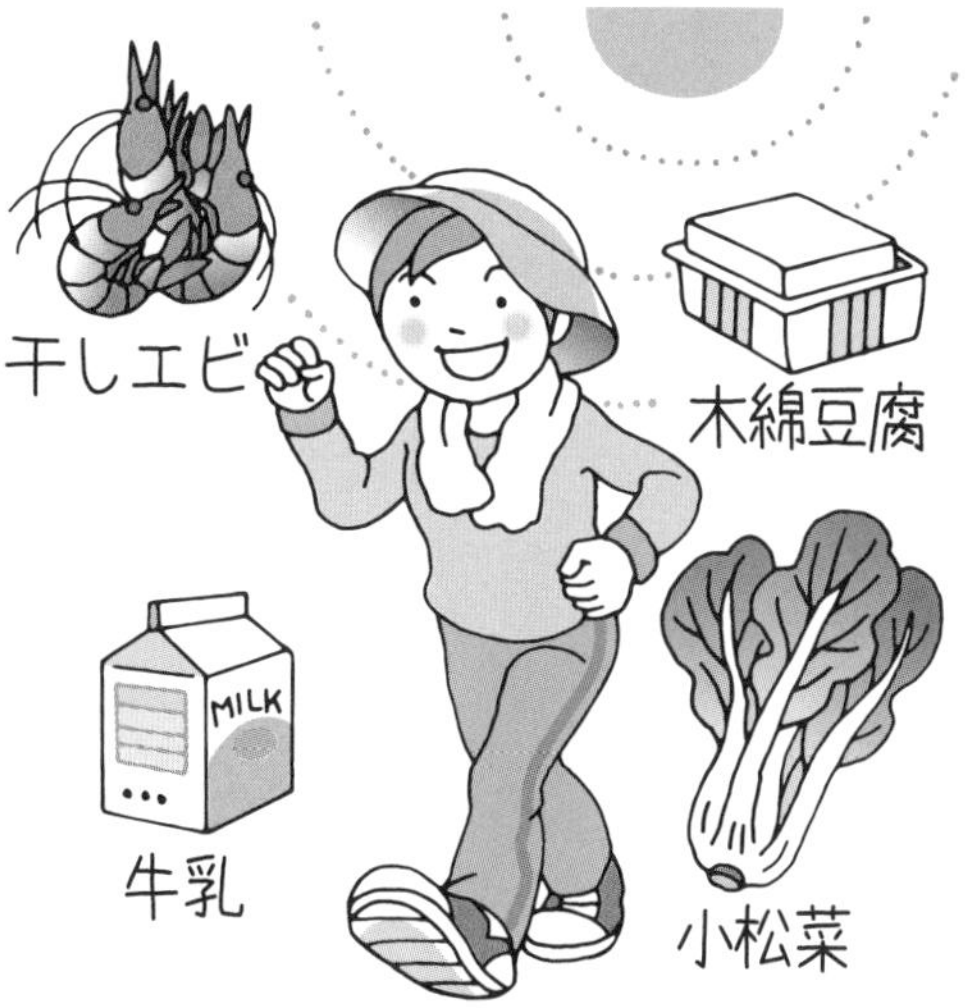


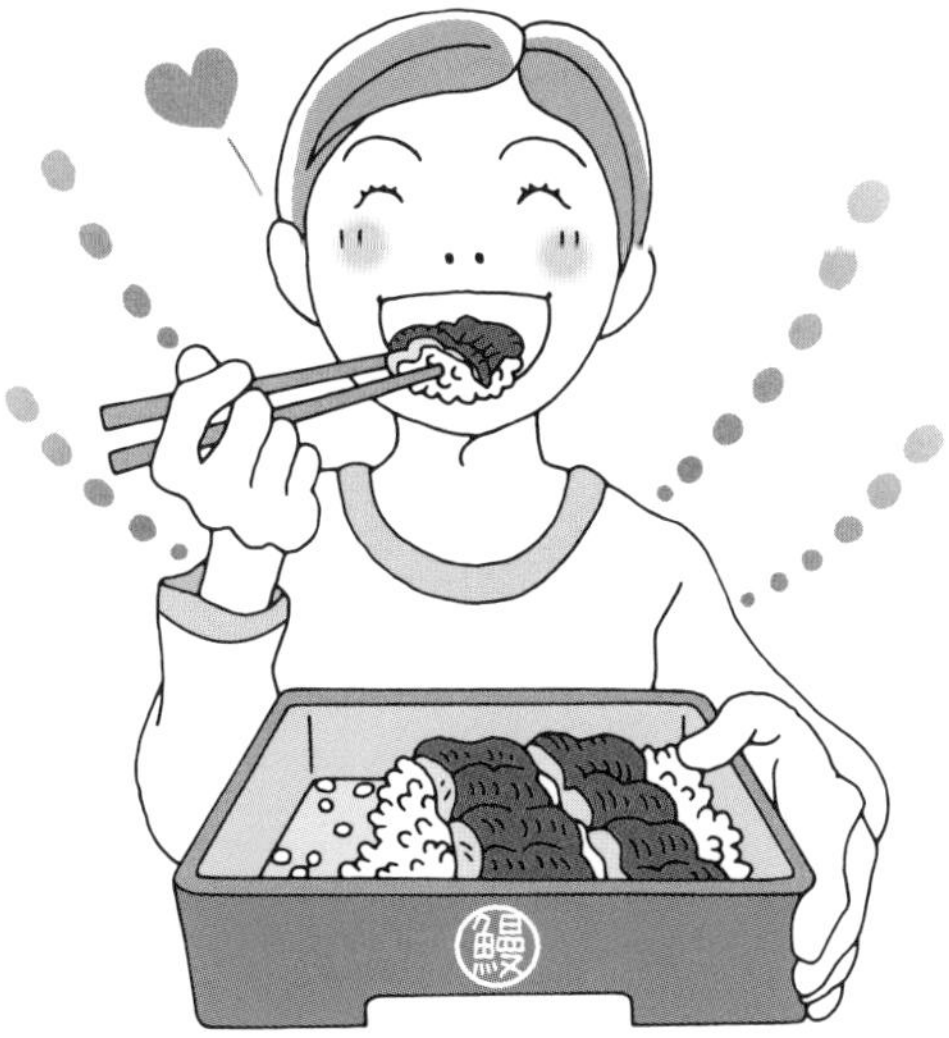


## ④ ビタミン$B_1$でブドウ糖を燃やす

ブドウ糖をエネルギーに変えるためにはビタミン$B_1$が必要です。ビタミン$B_1$は体内で合成できないので、これを含む食品を意識して摂取し、体内の糖質を適正にコントロールしてください。

## ⑤ 加熱処理していないオリーブオイルを使う

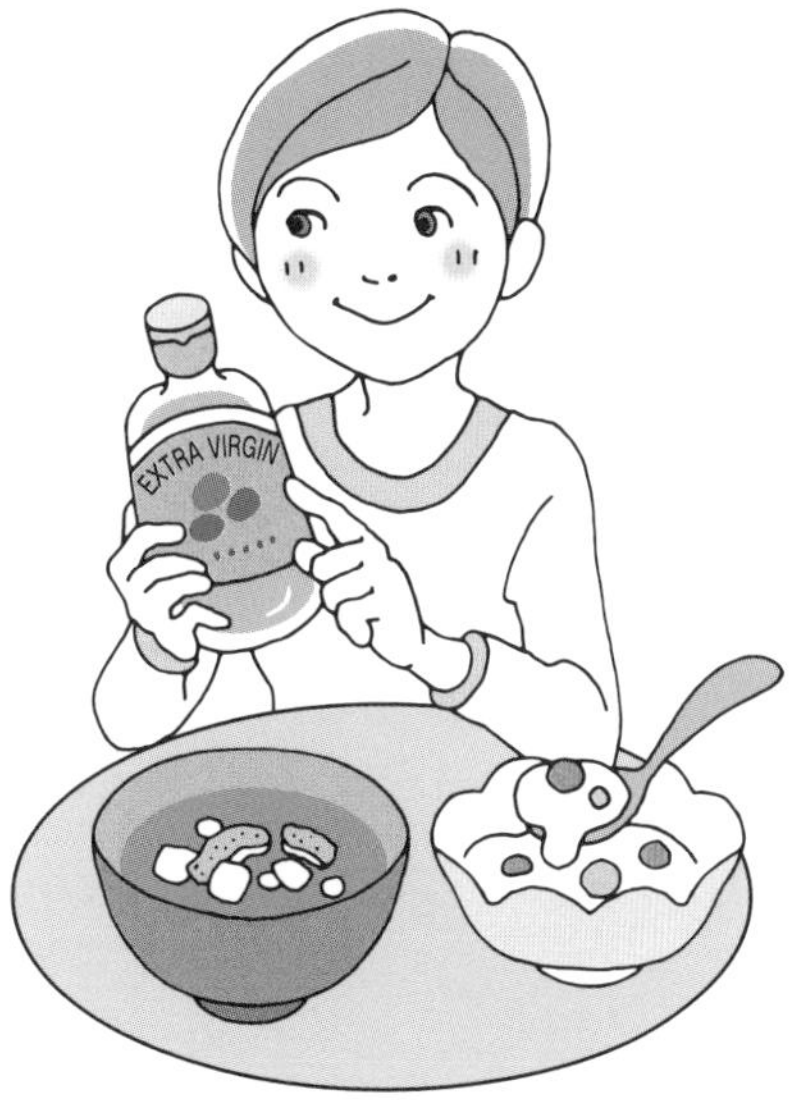


オリーブオイルには、糖の吸収をおだやかにする「オレイン酸」が多く含まれています。パスタはもちろん、ヨーグルトにかけたり、味噌汁に入れたりするなど、使い方を工夫しましょう。

## 6 「酢酸」を含む食品を摂る

酢、梅干し、レモンなどに含まれる「酢酸」は、血糖値の上昇をゆるやかにしてくれます。酢の物、塩分控えめの梅干しを食べるほか、酢やレモン果汁をおかずに振りかけるのもオススメ。

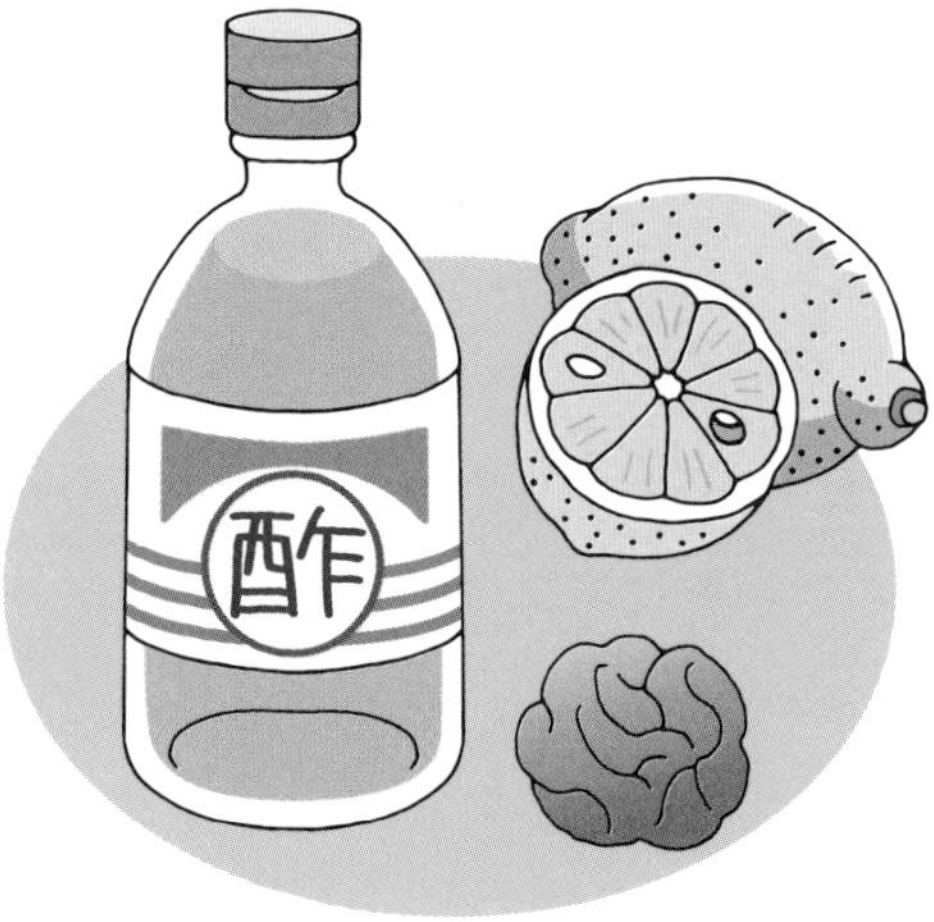


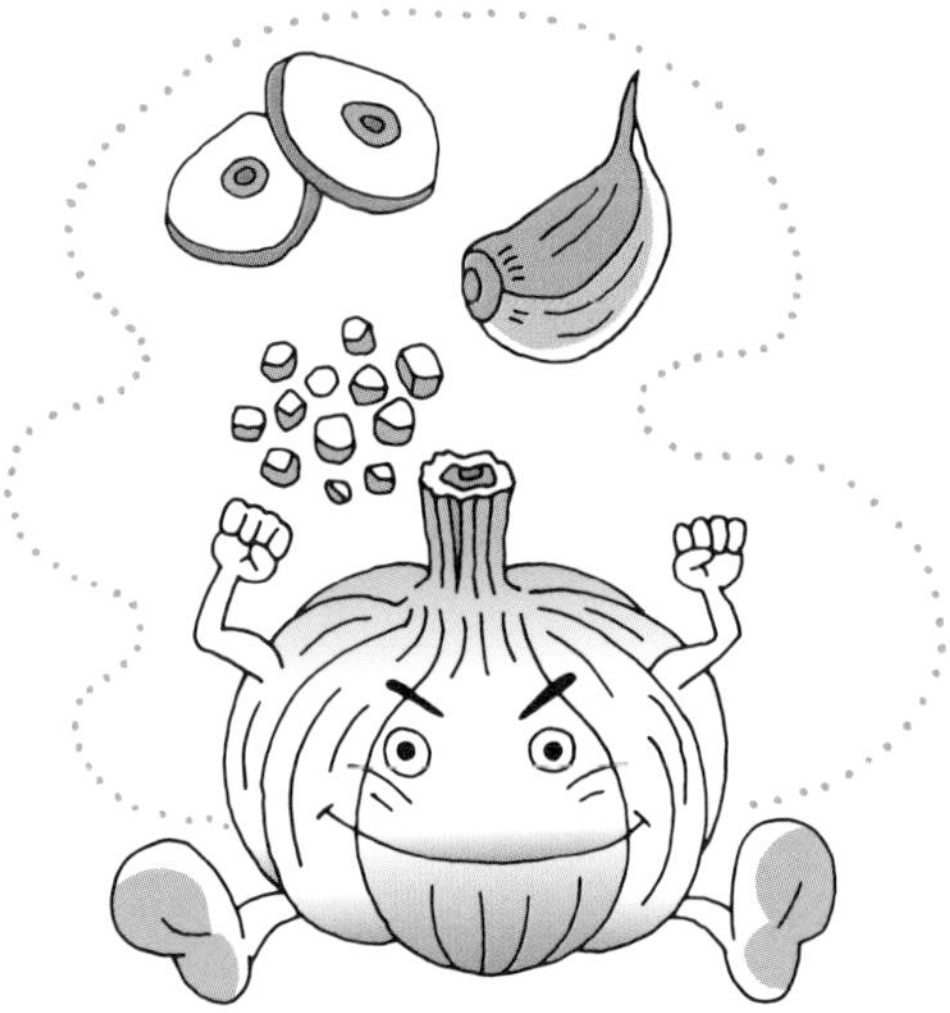

## 7 ニンニクの「におい」の効果

ニンニクに含まれる香りの強い「アリシン」は、ビタミン$B_1$と結合すると糖代謝を促し、ビタミン$B_6$と結合するとインスリンの分泌を助けてくれます。料理に積極的に使いましょう。

## 8 アボカドを食べる

アボカドに豊富に含まれる「不飽和脂肪酸」は、血糖値の急上昇を防いでくれます。「水溶性食物繊維」も豊富で、糖の吸収速度を遅くしてくれます。いろいろな料理に使ってみてください。

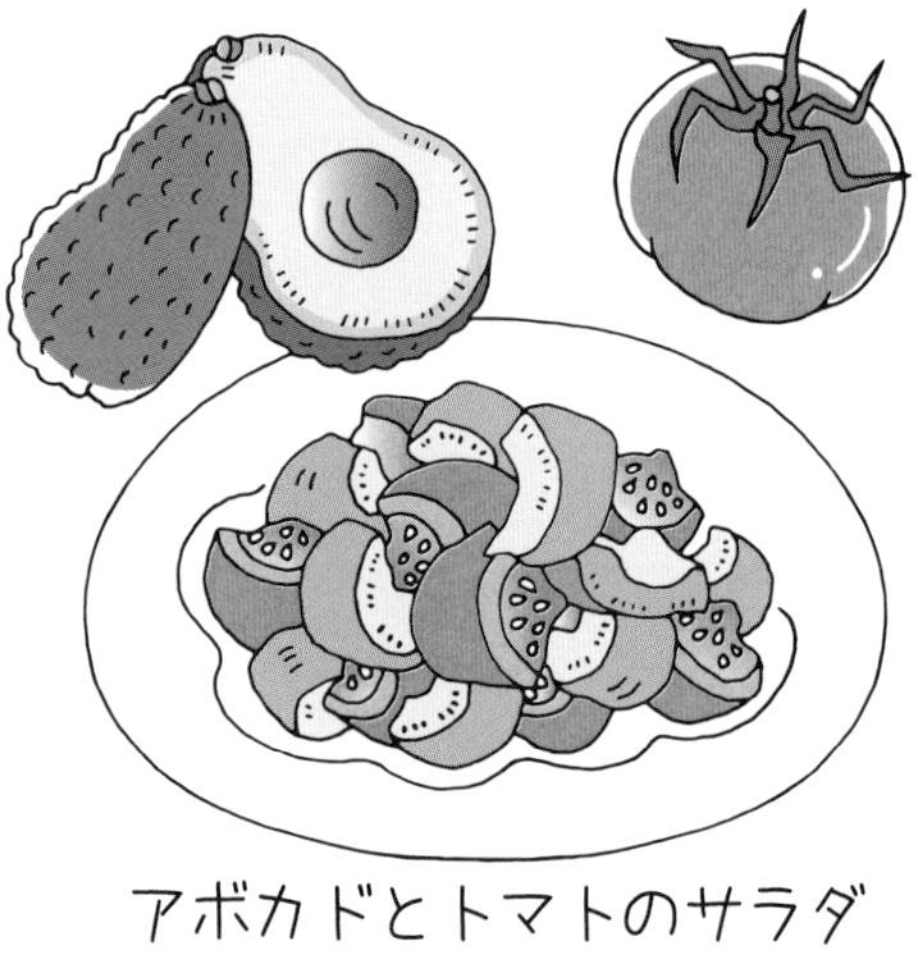

アボカドとトマトのサラダ

## 9 大豆イソフラボンで「β細胞」が増える

大豆イソフラボンは、膵臓《すいぞう》の「β《ベータ》細胞」を増やし、「インスリン」の分泌量を増やすという研究があります。大豆にはビタミン$B_1$、脂質、カリウム、そのほか多くの栄養素が含まれています。

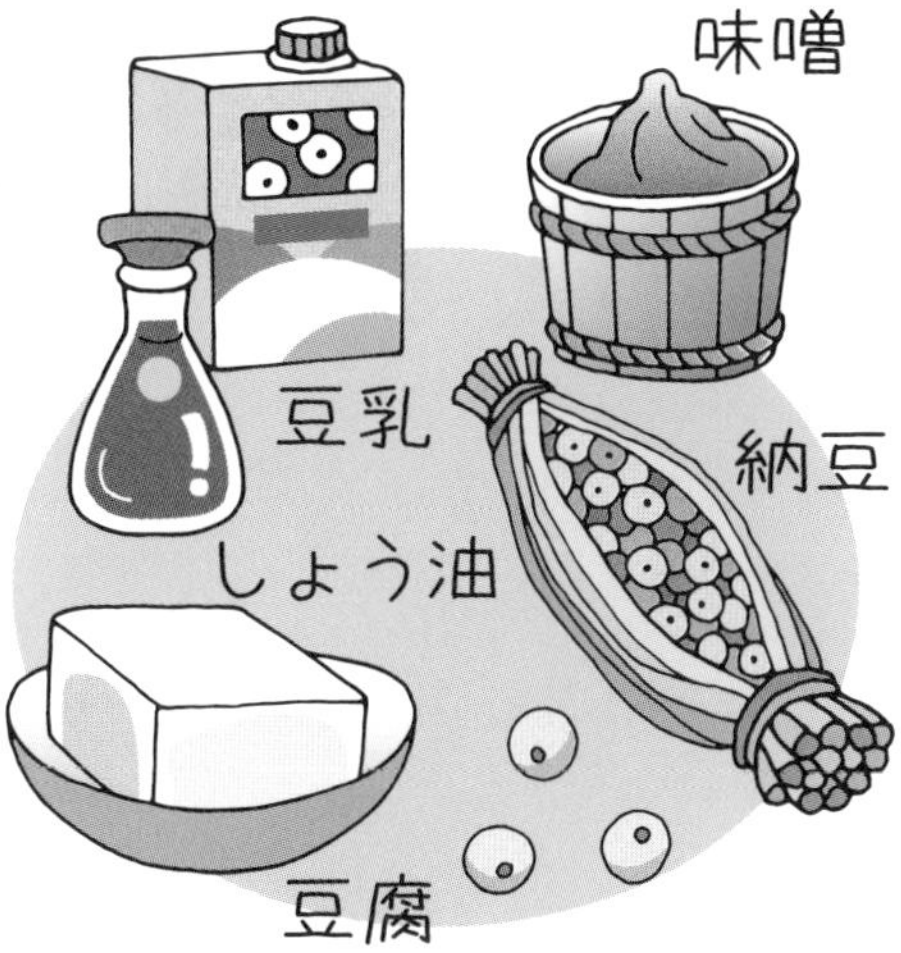


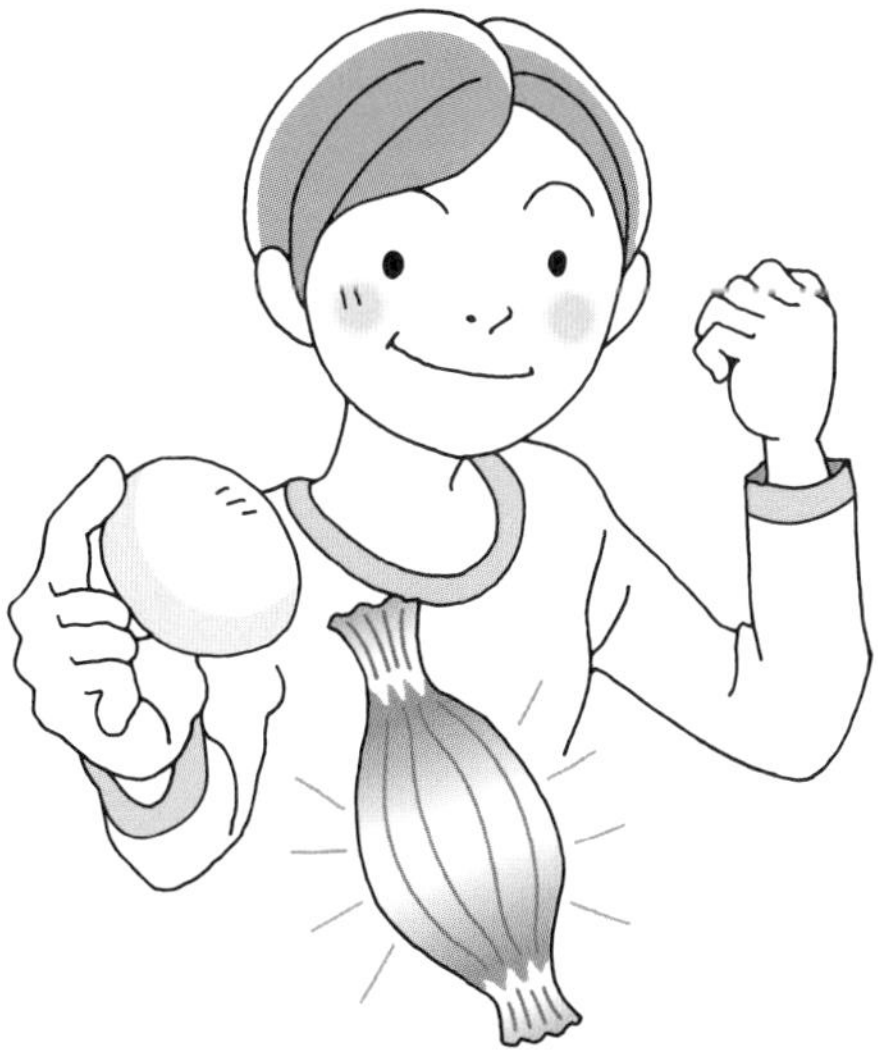

## 10 卵を食べて筋肉を増やす

「完全栄養食品」とも言われる卵は、筋肉など体のすべての部分を形成するたんぱく質を多く含みます。筋肉が増えれば糖の消費量が増え、血糖値が上がりにくい体になります。

## 11 青魚を食べて「糖尿病リスク」を下げる

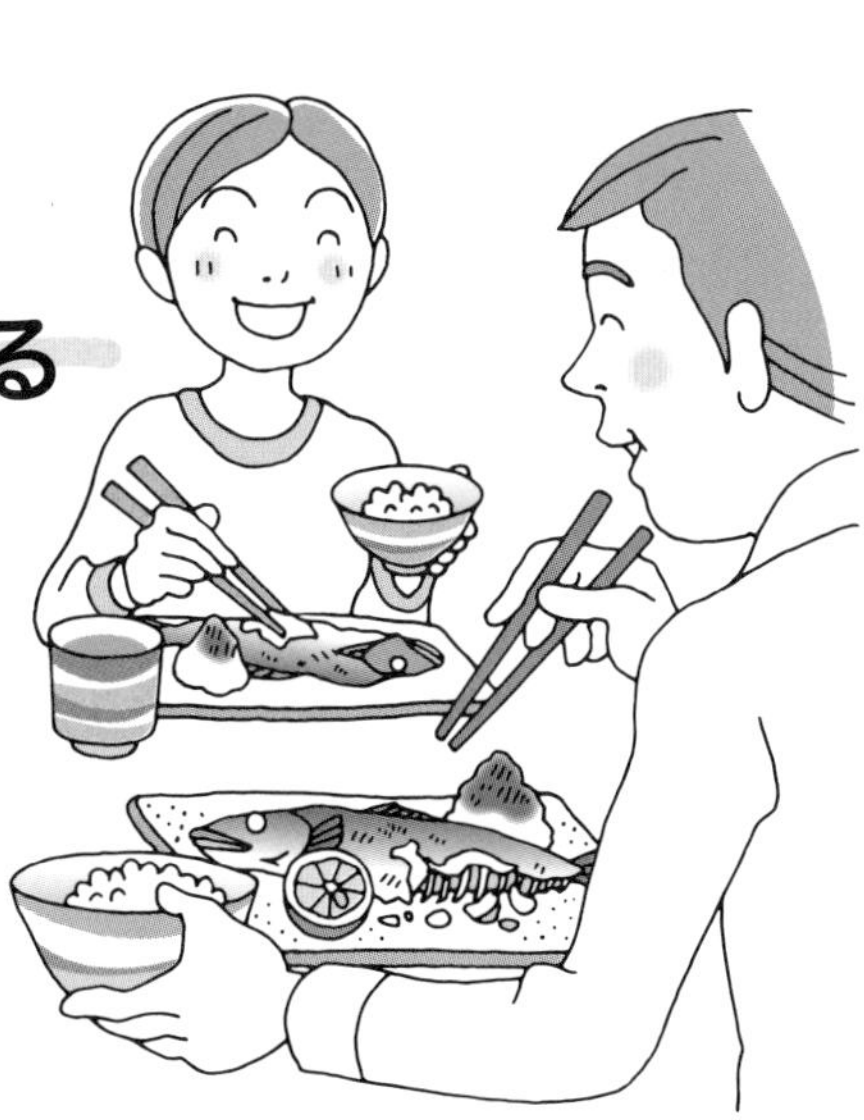

アジ、いわし、サンマ、サバなどの青魚やうなぎに含まれる「オメガ３系脂肪酸」やビタミンDは、「インスリン」の分泌を改善する働きがあると考えられています。積極的に食べましょう。

# 好きなものを上手に食べる方法を知れば楽しみながら健康になれる

## ラーメンも揚げ物もコンビニ弁当も 食べ方ひとつで血糖値の上昇は抑えられます

私たちが食べたいもの・美味しいものは、血糖値が上がりそうなものばかりですが、少しの工夫で結果が大きく変わります。

### 1 食べすぎたあとは「リセット食」を

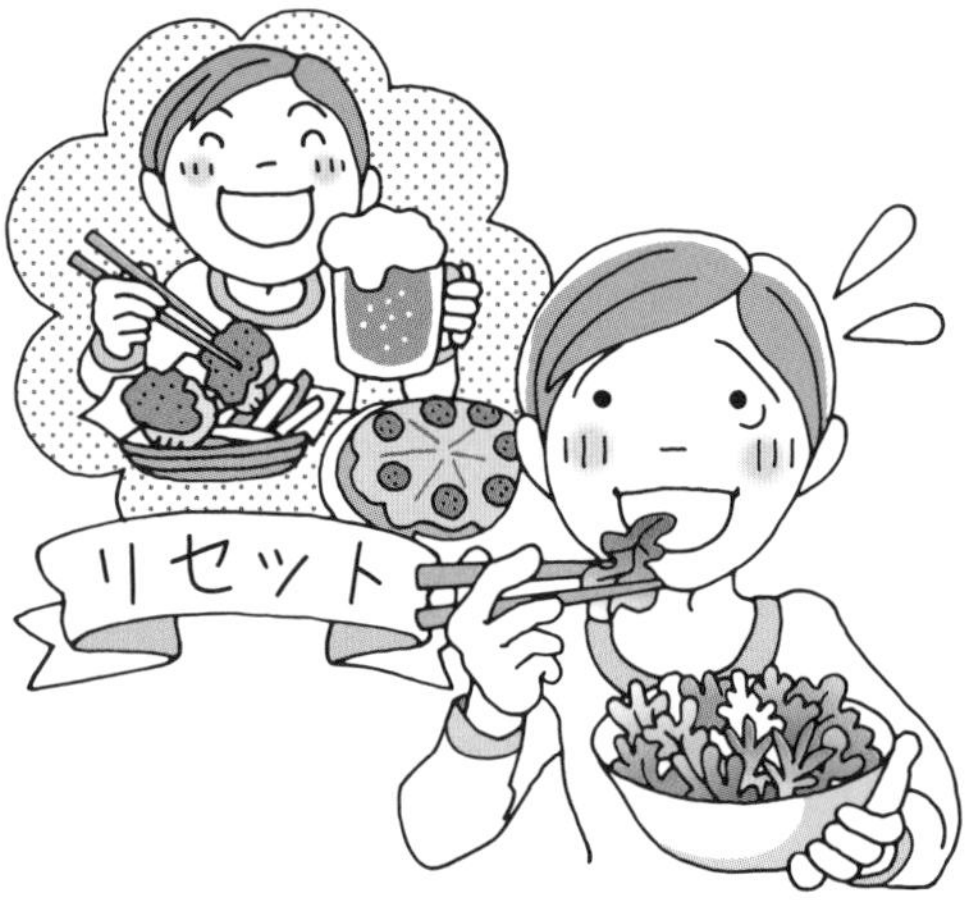


「食べすぎたな」と思った翌日は、糖質の低いものを食べてリセット。食物繊維の多いきのこや海藻類、たんぱく質が豊富なサバ、ツナ、大豆などの缶詰を常備するのがオススメ。

### 2 お餅の食べ方に気をつける

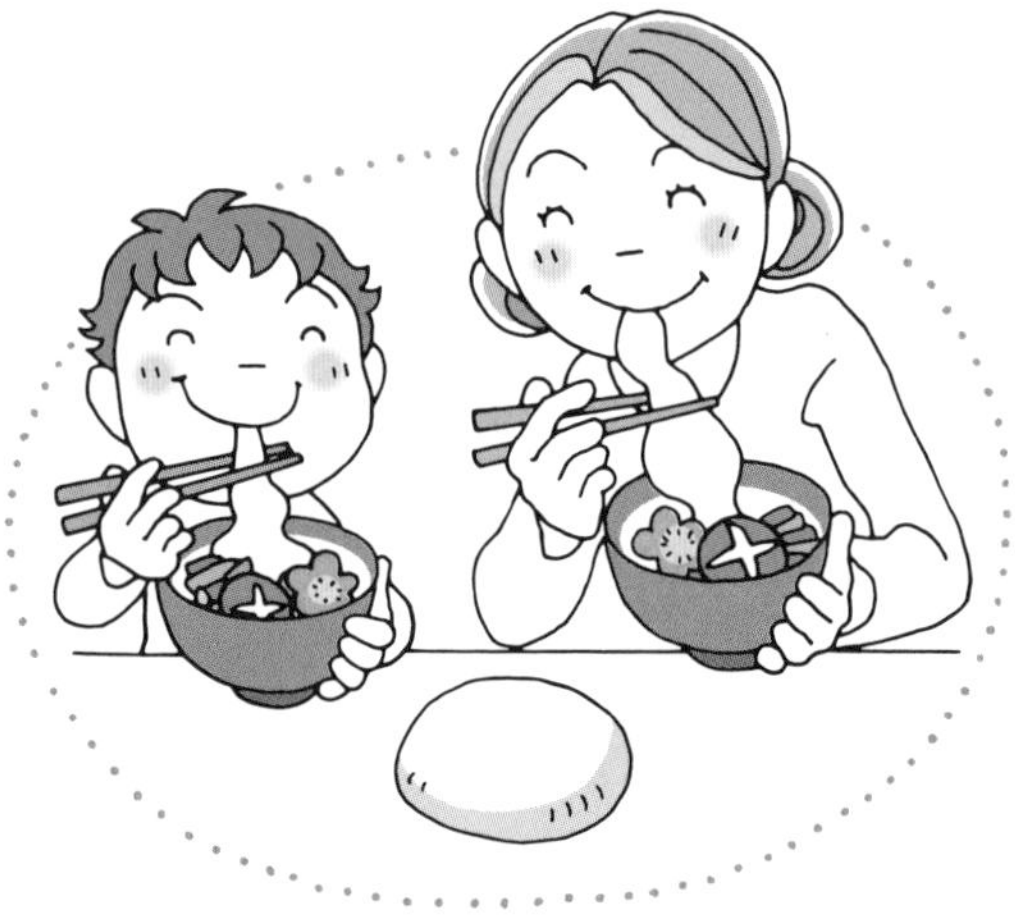

お餅は血糖値が上がりやすいので、具だくさんのお雑《ぞう》煮《に》にするのが最適。食物繊維が豊富な海《の》苔《り》で巻いたり、「インスリン」の分泌を促すきなこをまぶしたりするのもよし。砂糖は控えめに。

## 3 揚げ物を食べるときのコツ

糖質の高い具材を避ければ、揚げ物そのものは糖質的には問題ありません。むしろたれやソースに糖質が含まれることが多いので、カラリと揚げて少量の塩で食べるのがオススメです。

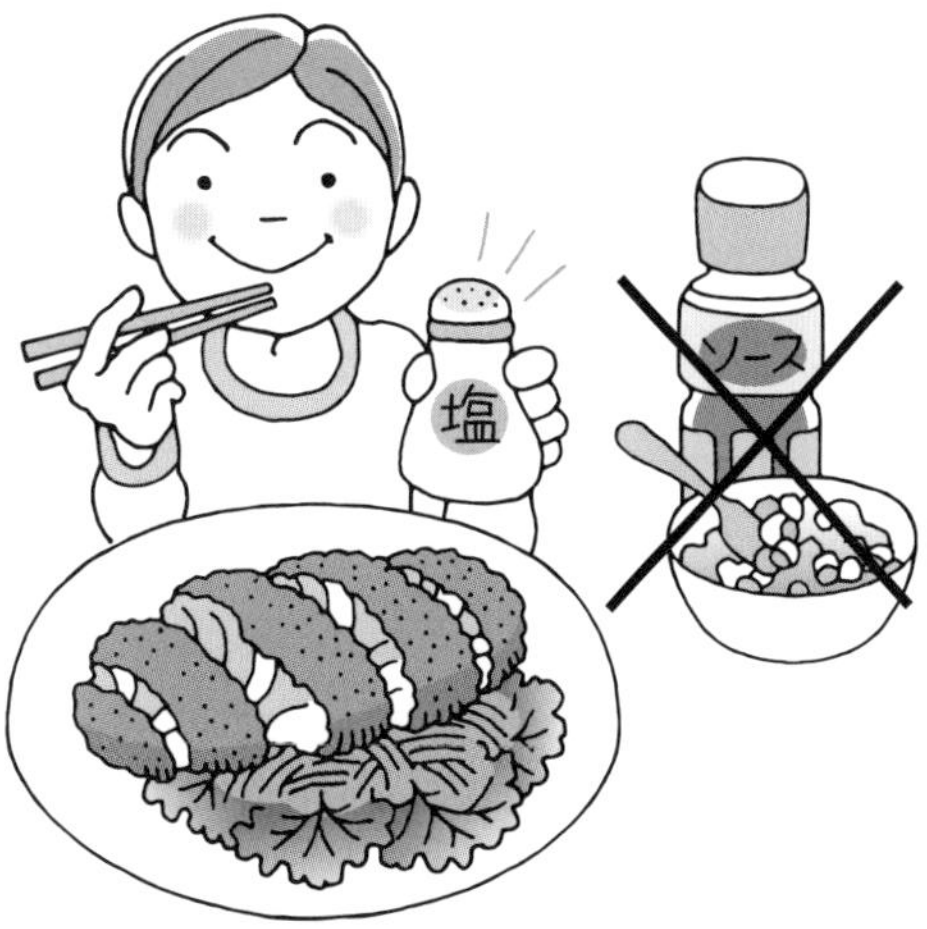


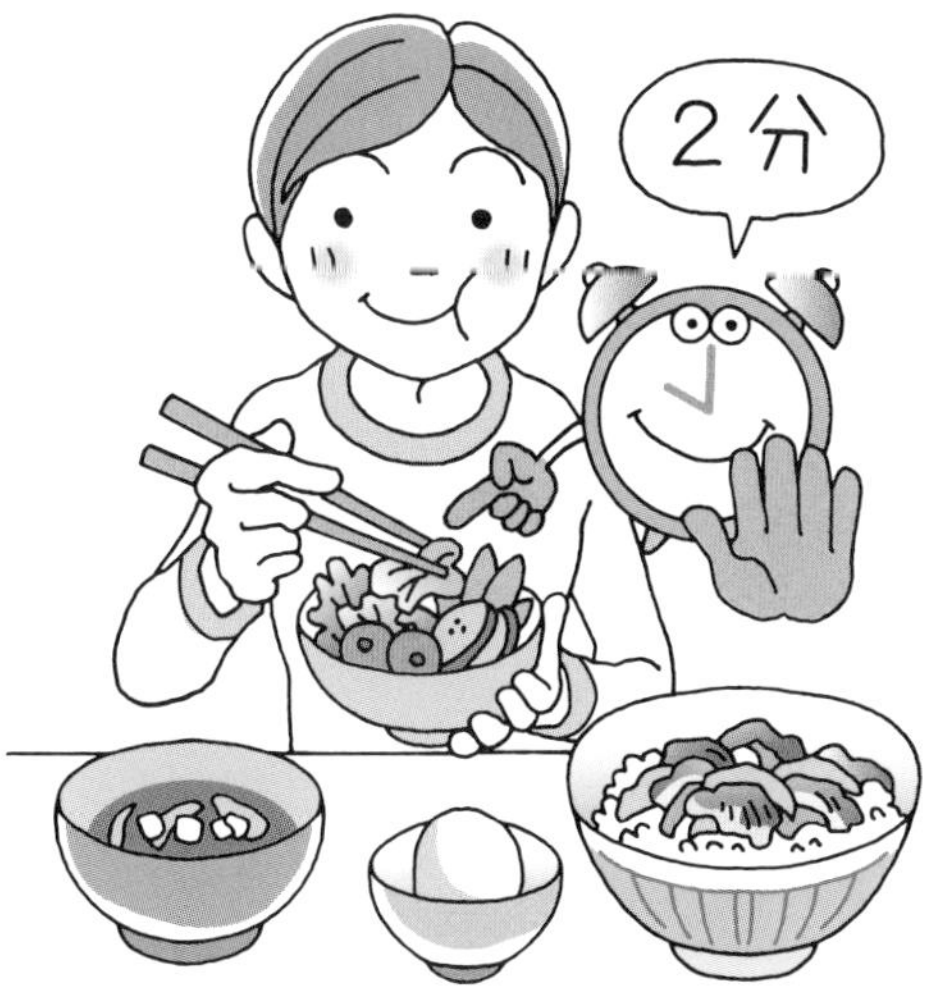


## 4 牛丼の「正しい食べ方」

クリハラ流！

牛丼単品ではなく、サラダや味噌汁、卵をつけて、できればご飯は少なめに。先にサラダ、味噌汁の具、牛肉などを食べ、2分後にご飯を食べるようにすれば、糖の吸収が穏やかになります。

## 5 ラーメンの「正しい食べ方」

クリハラ流！

野菜、海藻、メンマ、チャーシュー、卵など具材の多いラーメンを選びましょう。最初に野菜やメンマ、次にチャーシューや卵を食べ、2分後に麺を食べるようにします。

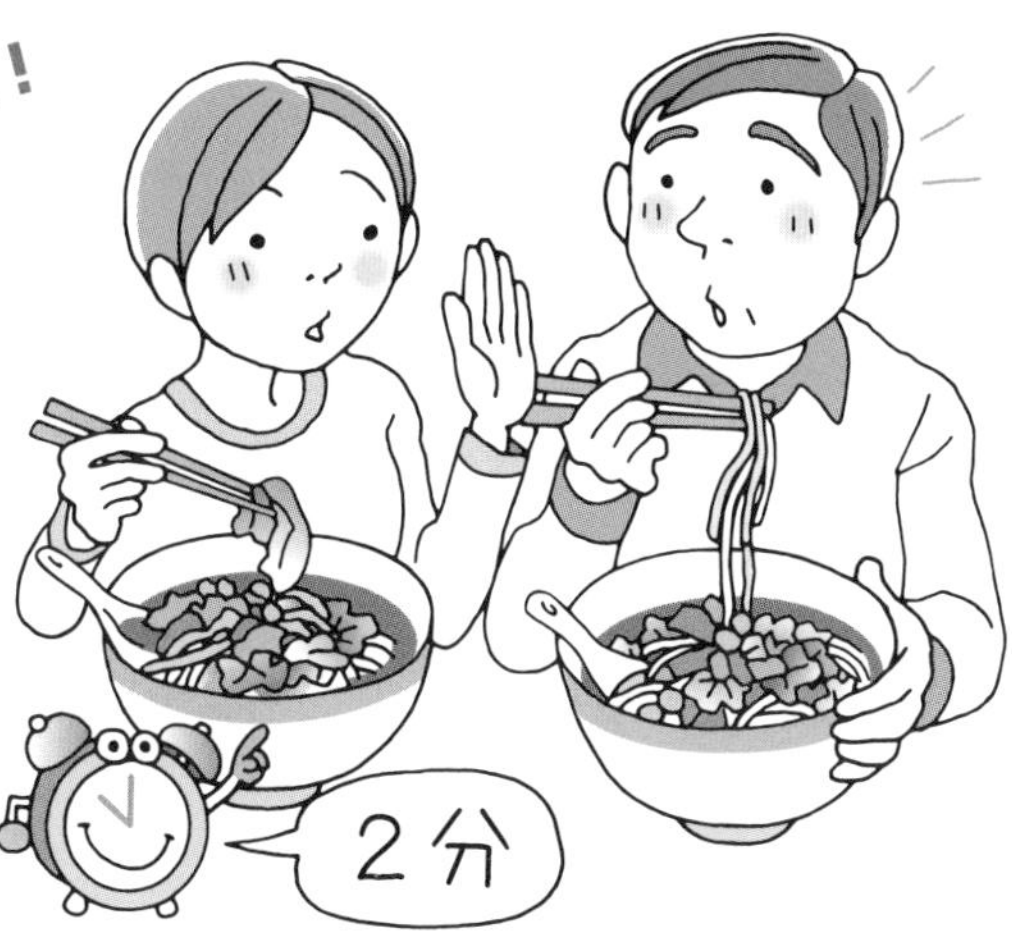

## 6 ビールと「おつまみ」のいただき方

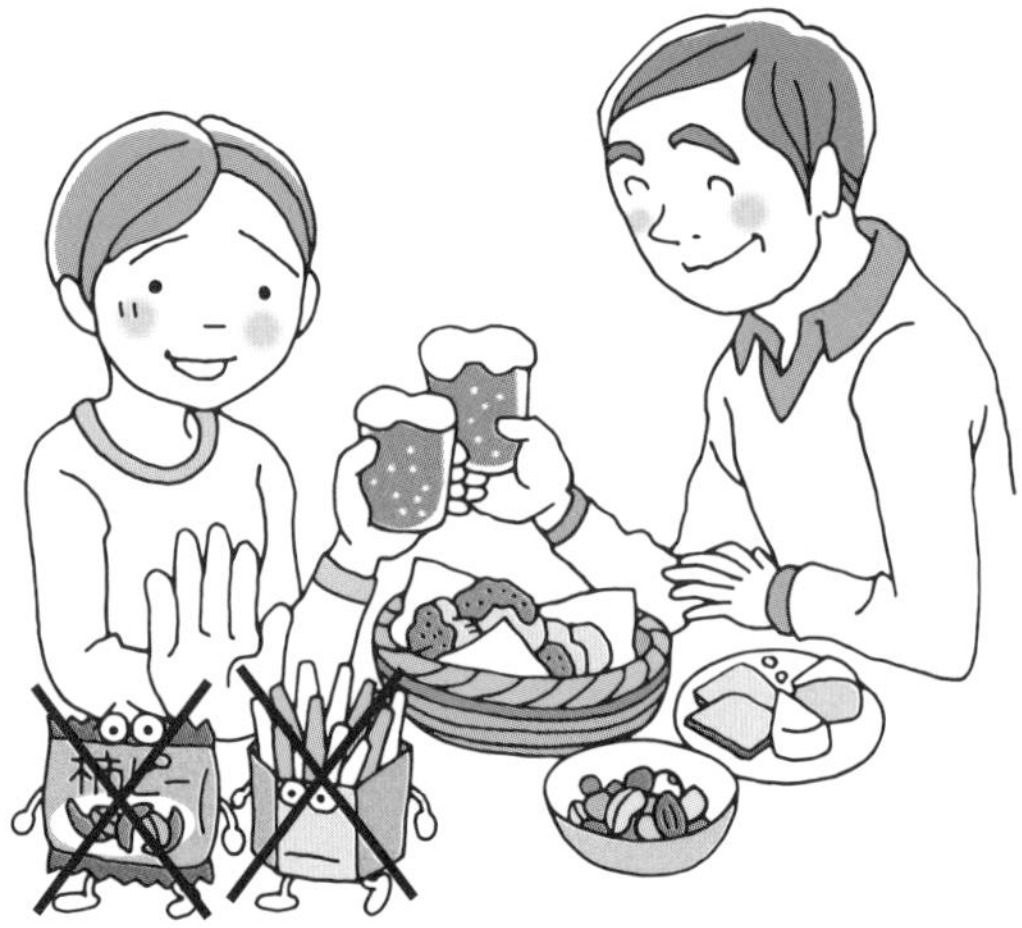


アルコール類は適量であれば問題ありません。ただし、おつまみには注意が必要。ポテト類、炭水化物など糖質の多いものは避け、ナッツ類、チーズ、鶏の唐揚げなどをいただきましょう。

## 7 コンビニ弁当は「栄養成分表示」をよく見て

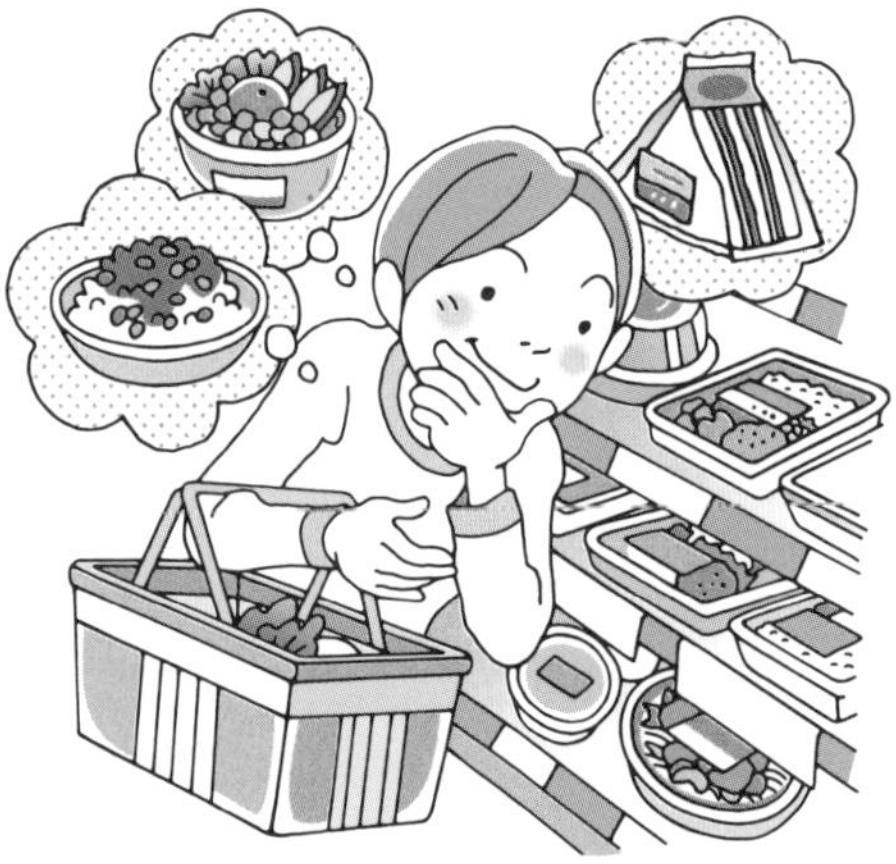

糖質の1日の基準量は女性200ｇ、男性250ｇ。お弁当の糖質が75ｇなら、女性の１食分としては多いので、ご飯を少し減らします。塩分が多いときは、付属の調味料を控えます。食物繊維が少なければ、ミニサラダなどを足すとよいでしょう。

## 8 コーヒータイム ティータイム

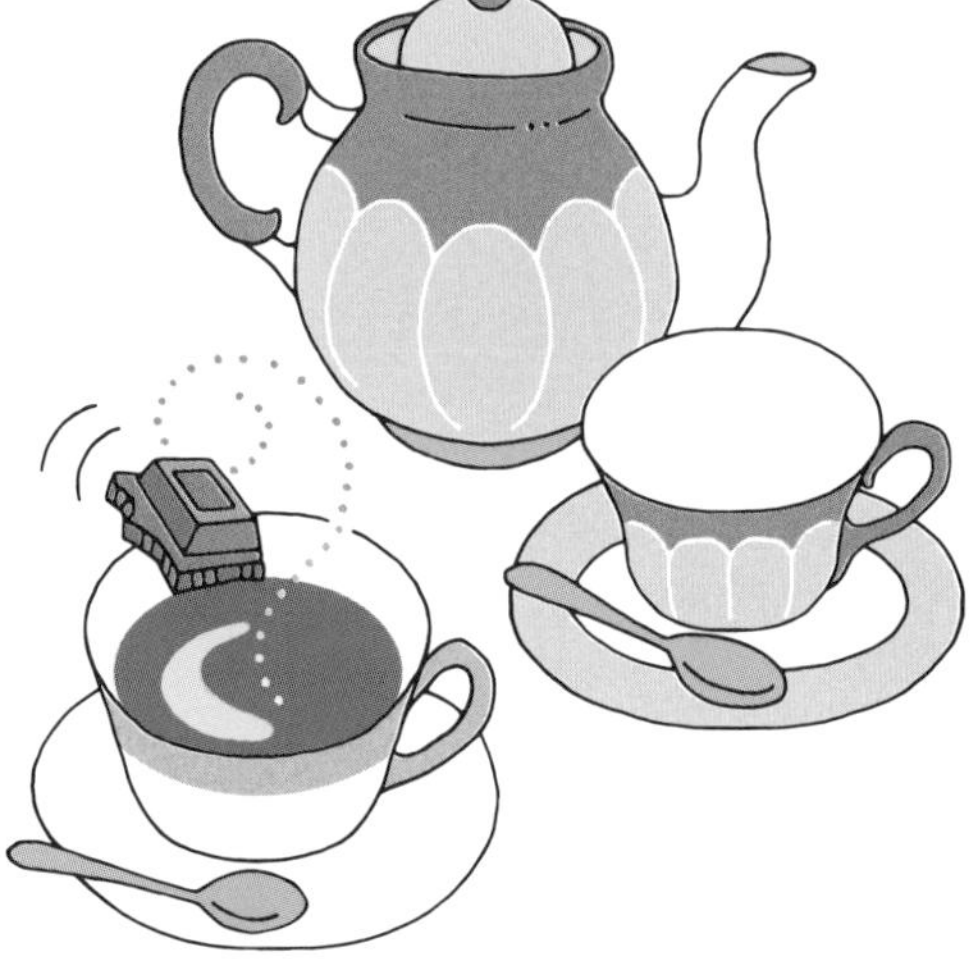

コーヒーには、砂糖の代わりに高カカオチョコレートを入れると糖質が抑えられます。紅茶は、でんぷんを糖に分解する酵素の活動を抑え、糖の吸収を抑えると言われています。

## 9 フルーツを食べるときの注意点

フルーツの糖質である「果糖《かとう》」は、血糖値を急上昇させます。食べるなら1日の活動が始まる朝が最適。少しずつゆっくり食べて、食べたあとはすぐに体を動かして糖を消費しましょう。

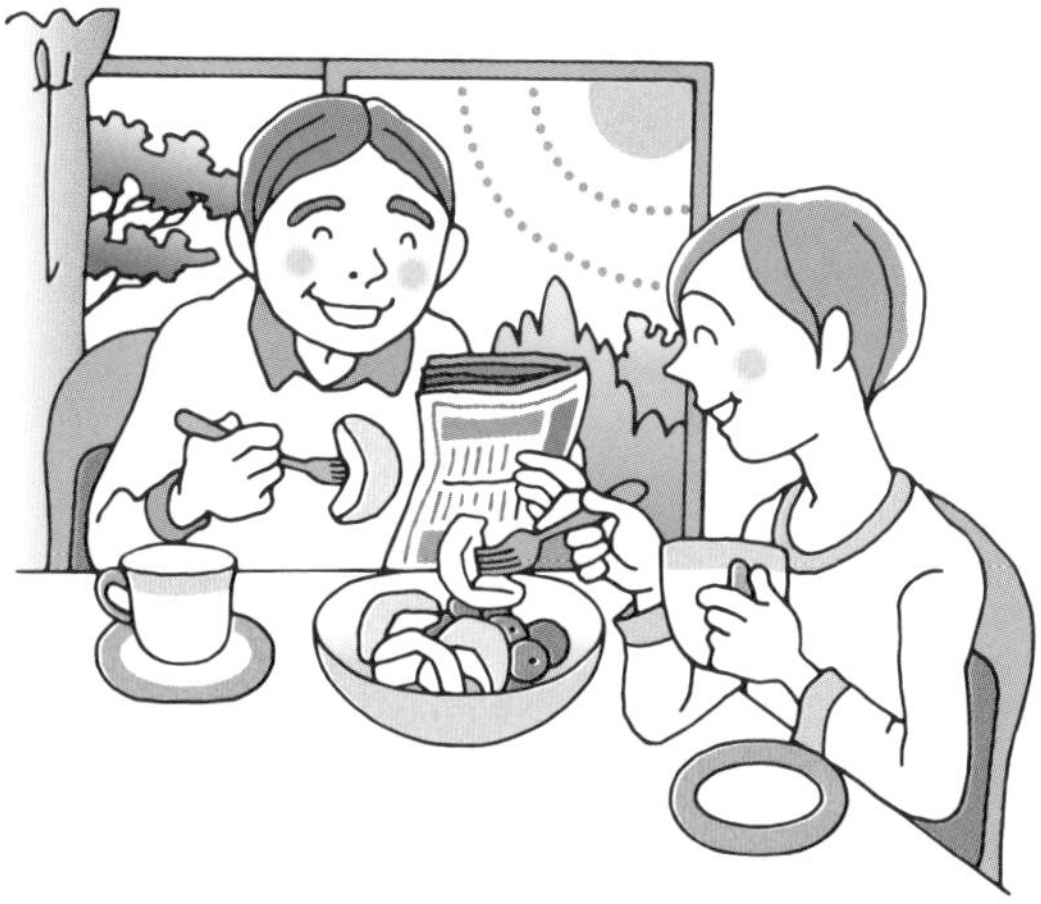

## 10 ケーキが食べたいときもある！

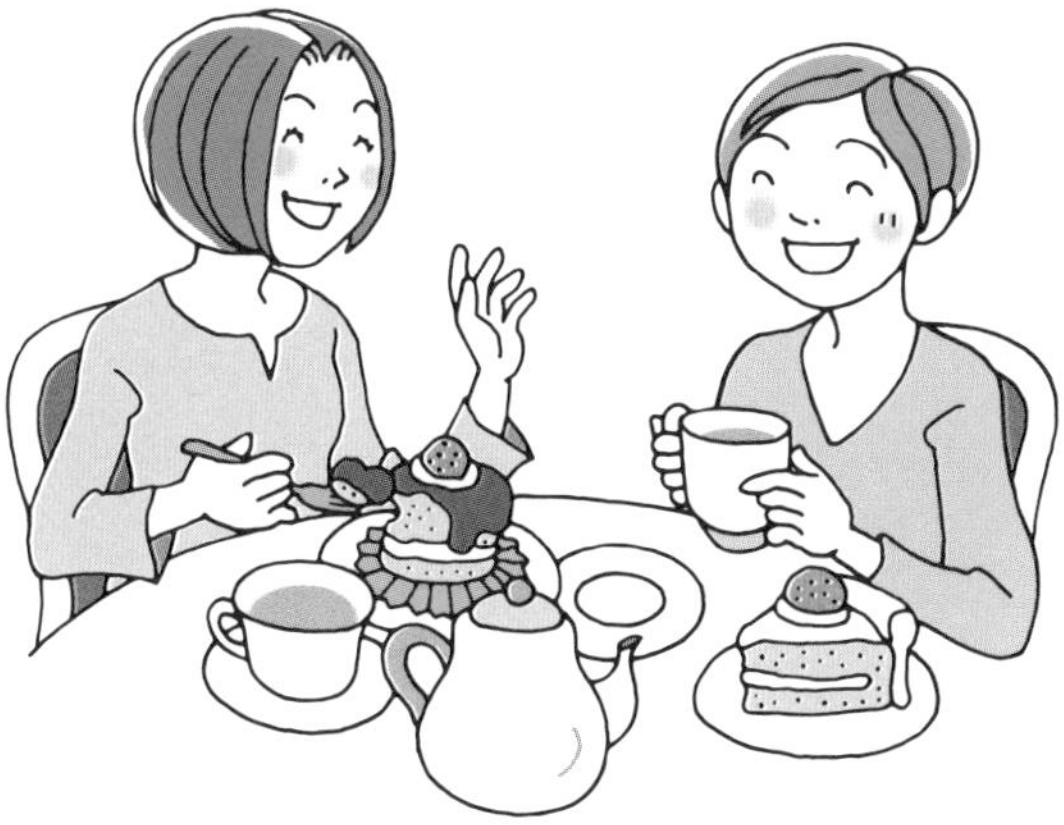

種類にもよりますが、ケーキ自体の糖質はそれほど高くないので、時々食べるのは問題ないでしょう。ケーキを我慢しすぎてストレスを抱えると、かえって血糖値が上昇しやすくなります。

## 11 砂糖を使う料理はどうすればいい？

煮物など砂糖を使う料理はいろいろありますが、砂糖だけを減らすと塩味が強くなります。香味野菜やスパイスを利用して塩分を減らしつつ、それに合わせて砂糖も減らしていくといいでしょう。

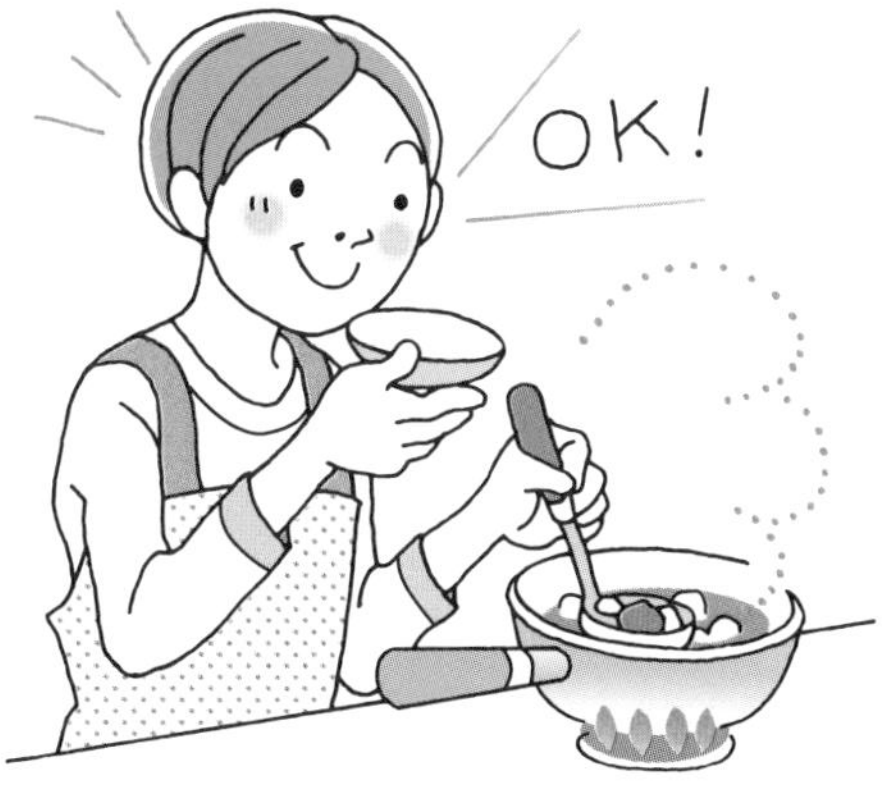

## 健康「知《し》っ得《とく》」情報

### ③

## 体にいいのか悪いのか イメージには「落とし穴」がある

日頃よく使うケチャップとマヨネーズ。ケチャップのほうが健康によいイメージがある人も多いのでは？

ところが100gあたりの糖質を比べると、マヨネーズの約2.1gに対して、ケチャップは約12倍の約24.3gもあります。カロリーはマヨネーズのほうが高いのですが、ヘモグロビンＡ１ｃ《エーワンシー》を抑えるためには、マヨネーズのほうが適していると言えます。

ざるそばと天ざるでは、当然天ざるのほうが糖質が多いのですが、実は天ぷらの脂質が糖の吸収を遅らせるので、食後血糖値の上昇は、天ざるのほうが緩やかなのです。

51ページの一覧表で示したように、肉類や野菜類は基本的に糖質が少ないのですが、ソースやたれ、ドレッシングには注意が必要です。糖質の少ない調味料を選んでかけるようにしましょう。

PART 4

# 糖尿病を遠ざける「腸あたため」と「降《こう》糖《とう》」ストレッチ

東京アスボクリニック　名誉理事長　板倉弘重《いたくらひろしげ》

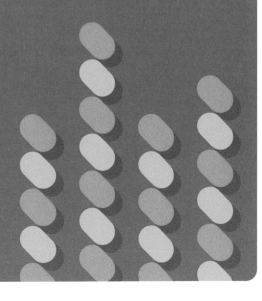

# ヘモグロビンA1cを下げる決め手は腸にある！ 多様な役割を担う「インクレチン」とは？

インクレチンのインスリン分泌への影響

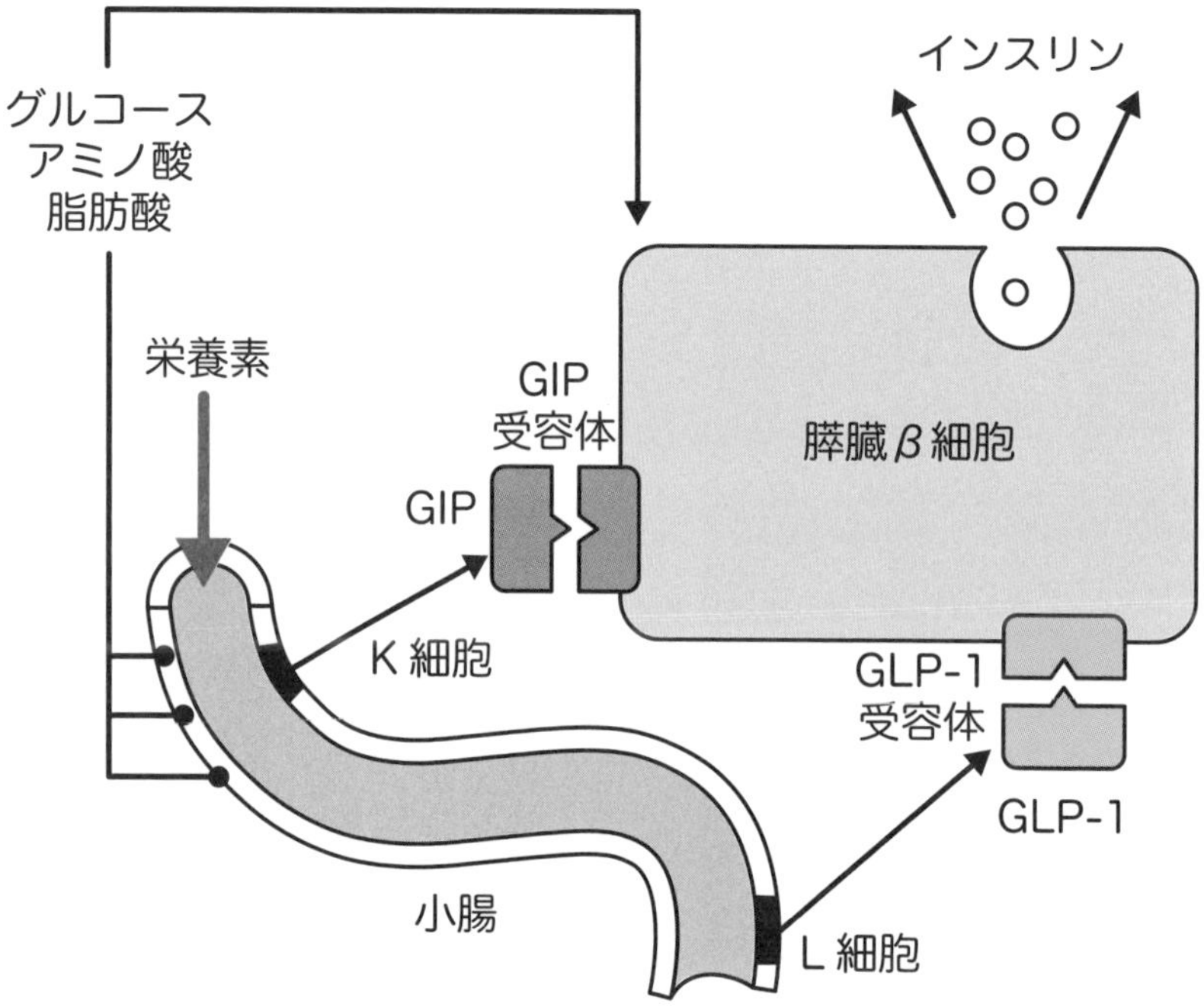


## インスリンの分泌に深く関わる腸の働き

「**血糖値**」と「**腸**」には実は深い関係があります。インスリンは膵臓《すいぞう》から分泌されますが、膵臓自体の仕組みによって分泌されるのは、インスリンの総量の半分程度。残りの半分は、腸に存在する「**インクレチン**」というホルモンの働きによって、膵臓から分泌されているのです。腸の健康状態がインスリンのコントロールを左右するといっても、決して言いすぎではありません。

インクレチンには、十二指腸から分泌される「GIP」と、小腸の下部から分泌される「GLP-1」の2種類があります。

## 腸が果たしている５つの大事な働き

①体に不要なもの、害になるものを排泄する
②体の免疫細胞の70％近くが集まる
③セロトニンやドーパミンの素をつくる
④大切な酵素やホルモン、ビタミン類をつくる
⑤血糖コントロールをサポートする

食事をして血糖値が上がると、まず「GIP」が分泌され、膵臓のβ《ベータ》細胞表面の受容体にくっつきます。さらに小腸の下部から分泌された「GLP－1」も受容体にくっつくことで膵臓が刺激され、インスリンが分泌されるのです。

インクレチンは血糖値の正常化をサポートしたり、胃の動きをコントロールしたり、満腹感を感じさせて食欲を抑える働きを助けるなど、多様な役割を担っており、**「奇跡のホルモン」**とも呼ばれています。

また、腸は「人体最大の免疫器官」であり、**免疫細胞の70％近くが腸にあります。**「幸せホルモン」と言われる「セロトニン」や「ドーパミン」の素も腸がつくっています。非常に重要な器官である腸の機能低下は糖尿病の原因ともなるので、私たちにとって腸の健康維持はとても大切です。

# 腸を冷やさないように！
# 腸を温めればインスリンの分泌が改善

使い捨てカイロで腸を温める

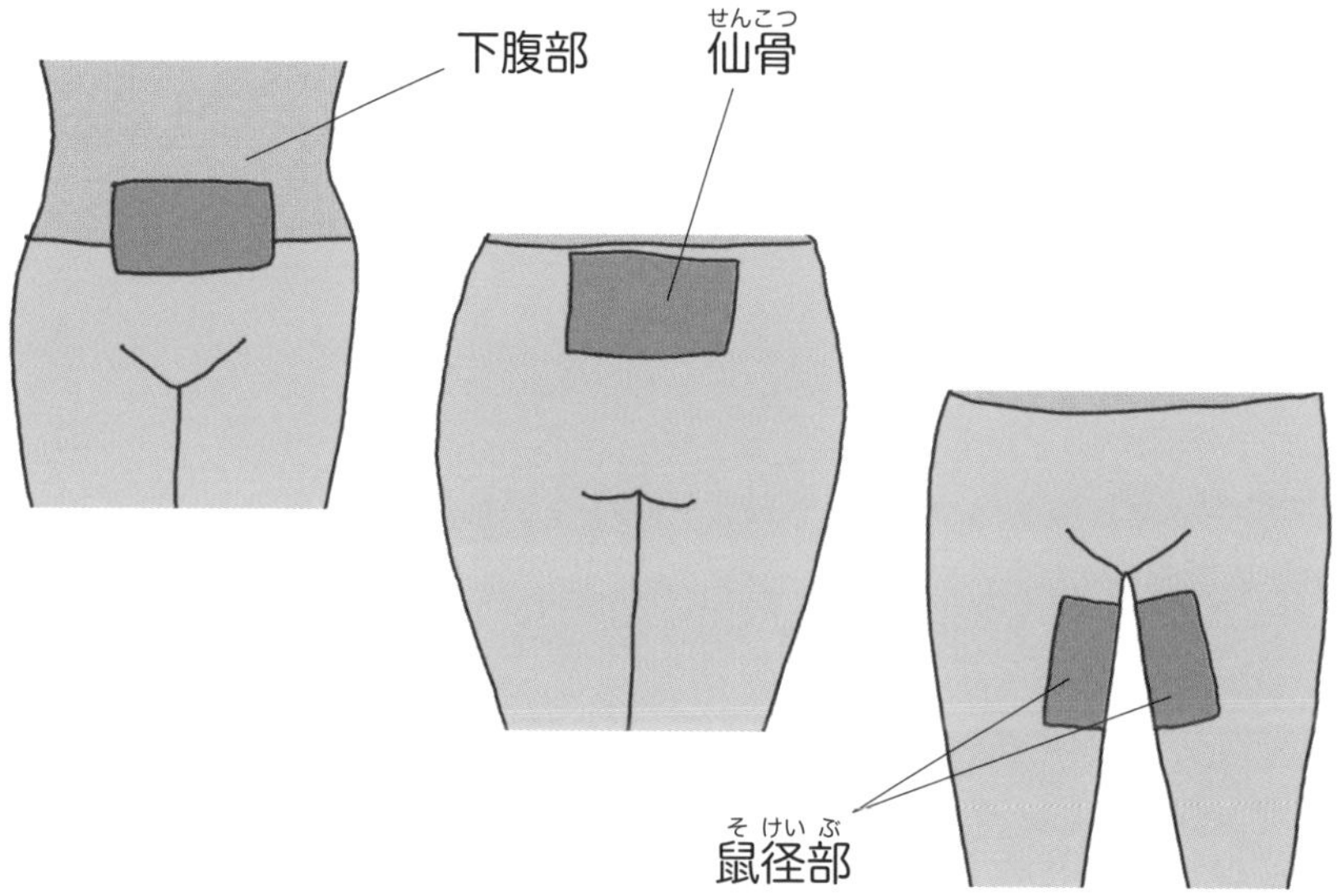


※肌に直接カイロを貼らないでください。

## 「お腹を冷やすな」は真理
## 温めて腸内環境を整えます

腸の機能を維持するためには、腸を冷やさないようにしなければいけません。そもそも体が冷えると体温が下がり、血流が悪くなり、酸素や栄養素が細胞に届きにくくなり、身体のさまざまな機能が低下してしまいます。**「お腹を冷やすな」**と昔から言われている通り、特に腸が冷えて働きが悪くなると、「インクレチン」の分泌量が低下し、血糖値の改善に悪影響を及ぼします。

腸が冷える原因としては、「運動不足」「シャワーだけの入浴」「体を冷やす食べ物の摂りすぎ」「エアコンでの冷やしすぎ」「薄

## 腸内環境を改善するための３つのポイント

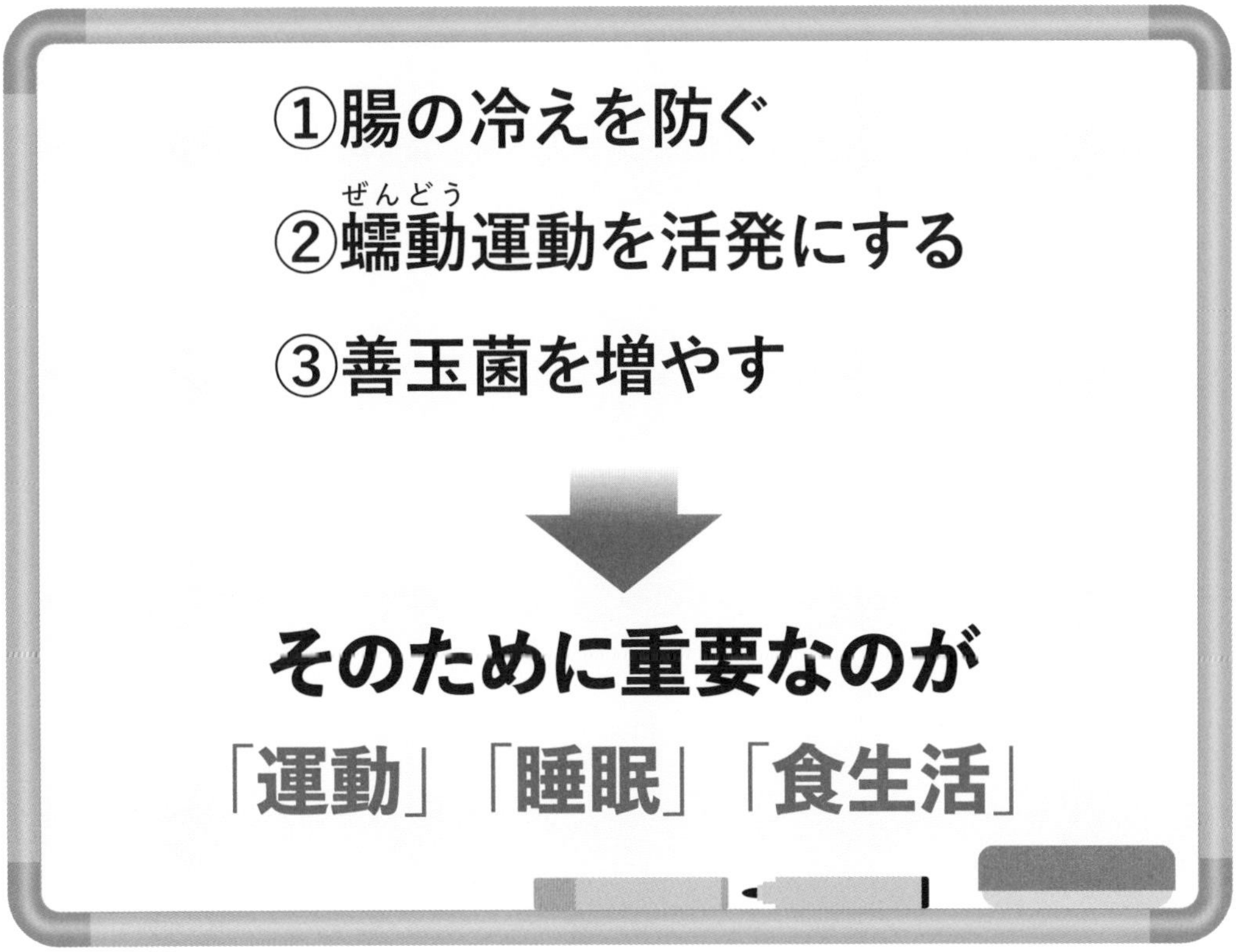
①腸の冷えを防ぐ
②蠕動《ぜんどう》運動を活発にする
③善玉菌を増やす
そのために重要なのが
「運動」「睡眠」「食生活」

着」などがあります。糖質オフのために極端に炭水化物を減らすと腸内細菌が弱って腸が冷えることもあるので注意が必要です。

**「おへそのあたりを触ると冷たく感じる」「下痢と便秘を繰り返す」「平熱が低い」**といった腸の冷えを示す症状がある人は、生活習慣を改善するとともに、**使い捨てカイロを活用する**のも有効です。

　腸を温めれば、腸の働きがよくなり、インクレチンがきちんと分泌されるようになります。蠕動《ぜんどう》運動も活発になり、腐敗物が溜まりにくくなります。さらに腸内細菌のバランスがよくなり、善玉菌の増加にもつながります。運動や睡眠、食生活も大切です。運動で筋肉を動かせば体温が上昇し、腸を温めることにつながります。よい食生活や睡眠を習慣化することで善玉菌が活性化して腸内環境が整います。

# ヘモグロビンA1cは歩いて下げる！
# 有酸素運動でブドウ糖を消費し脂肪も減らす

## ウォーキングを習慣にして身体全体を健康に

全身の血流と腸の働きを改善し、血糖値を下げるためには、ウォーキングやジョギング、水泳、サイクリングなどの**「有酸素運動」**が有効です。酸素を取り込みながら運動をすることで、脂肪の燃焼が進み、肥満の解消につながります。

また、ブドウ糖がエネルギーとして消費されやすくなります。ブドウ糖が減ることで、ヘモグロビンと結合する量も減るので、必然的にヘモグロビンA1c《エーワンシー》が適正になっていくのです。

まずは手軽に始められる**ウォーキング**がオススメ。ウォーキングといっても、ただ歩けばいいというわけではありません。67ページのイラストを参考に、望ましいフォームで歩くよう心がけてください。しっかり「運動になる」歩き方をすることで、ブドウ糖の消費や脂肪の燃焼に加えて、**中性脂肪やコレステロール値の改善、肩こりや腰痛の解消、ストレス解消や認知症の予防・改善**にもつながります。

ウォーキングを続けることで筋肉量が増えれば、ブドウ糖を取り込む量も増え、さらに血糖値が下がりやすい体がつくられていきます。最初は無理せず、週に3〜4日、1日20分程度歩くことから始めましょう。

歩く前に糖分と水分をある程度補給しておくことを忘れないでください。

## ウォーキングの望ましいフォーム

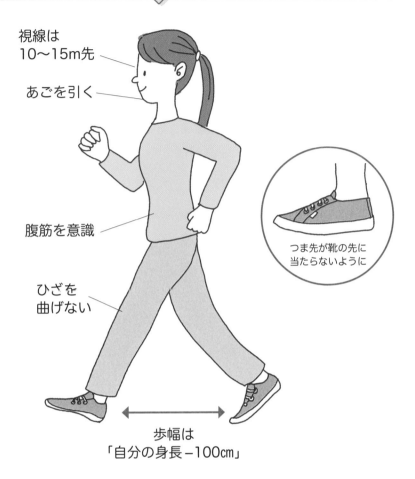

## 歩けないときはこれでも大丈夫

### イスに座ったままで

座ったまま足を
ぶらぶらさせる

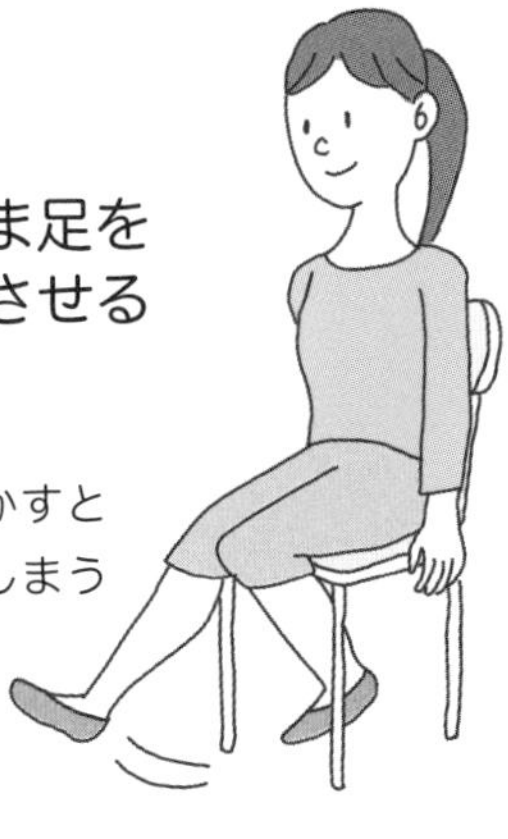

※あまり激しく動かすと
イスから落ちてしまう
ので注意！

### その場で

その場で立って
腕を振る

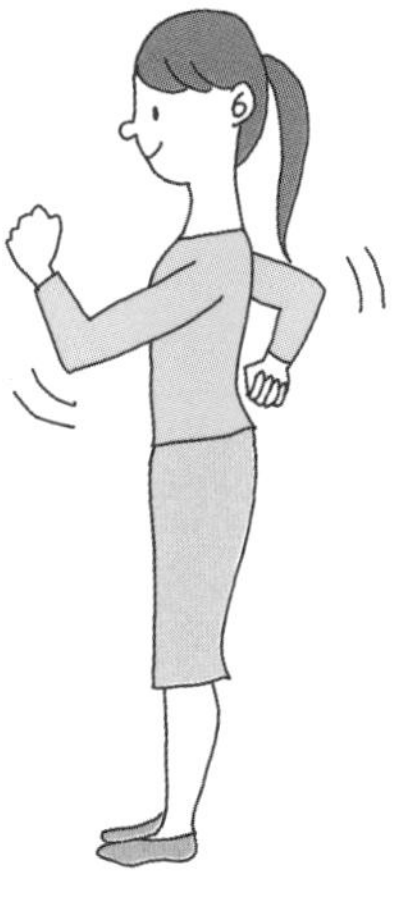

stretch

# 寝ながら下げる！「降糖《こうとう》」ストレッチ

自宅でできる簡単ストレッチでも、ヘモグロビンＡ１ｃ《エーワンシー》を下げるのに効果的であることがわかってきました。食後30分以内に１～３分程度、寝ながらストレッチを行ないましょう。

## 思いっきり伸び

全身をグーッと伸ばして脱力することで、血流が促進されます。つま先を引き寄せてふくらはぎを伸ばすことで、血流ポンプ機能も活性化します。

1 リラックスして寝そべります。

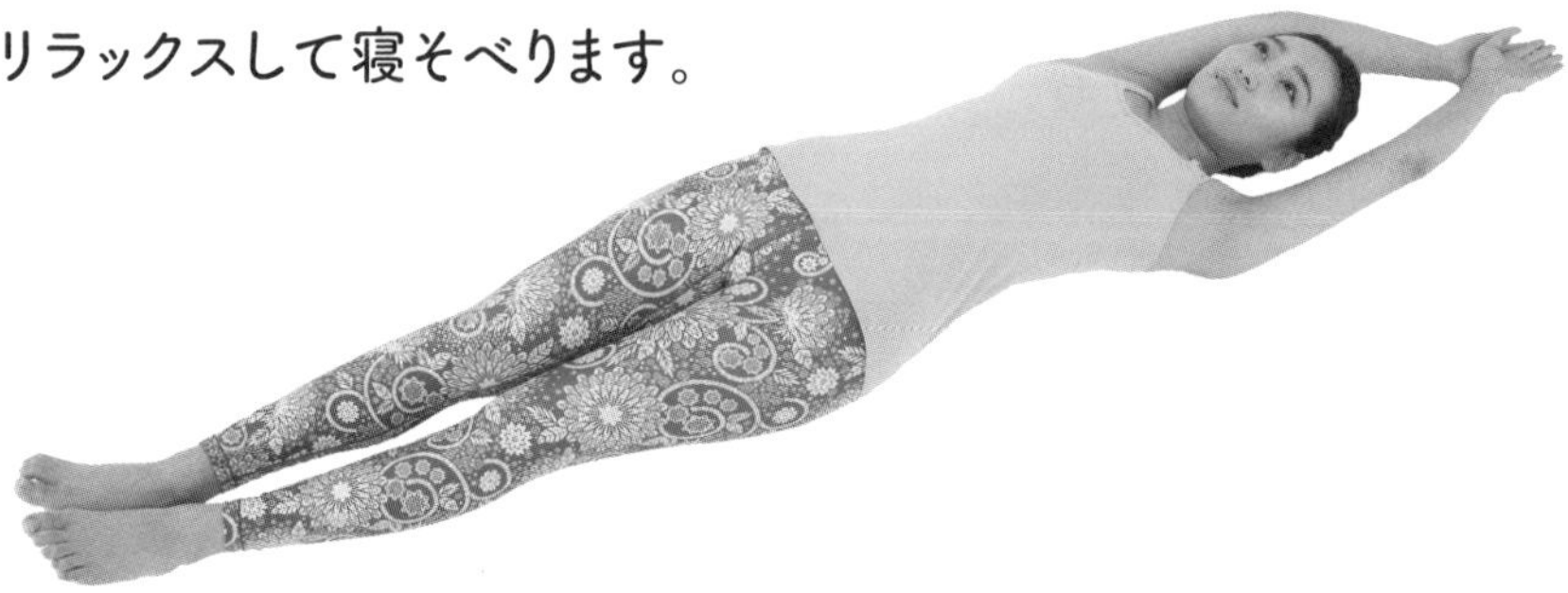

2 指を組んで手のひらを返し、つま先まで一直線に伸ばしましょう。
➔5秒維持して脱力。

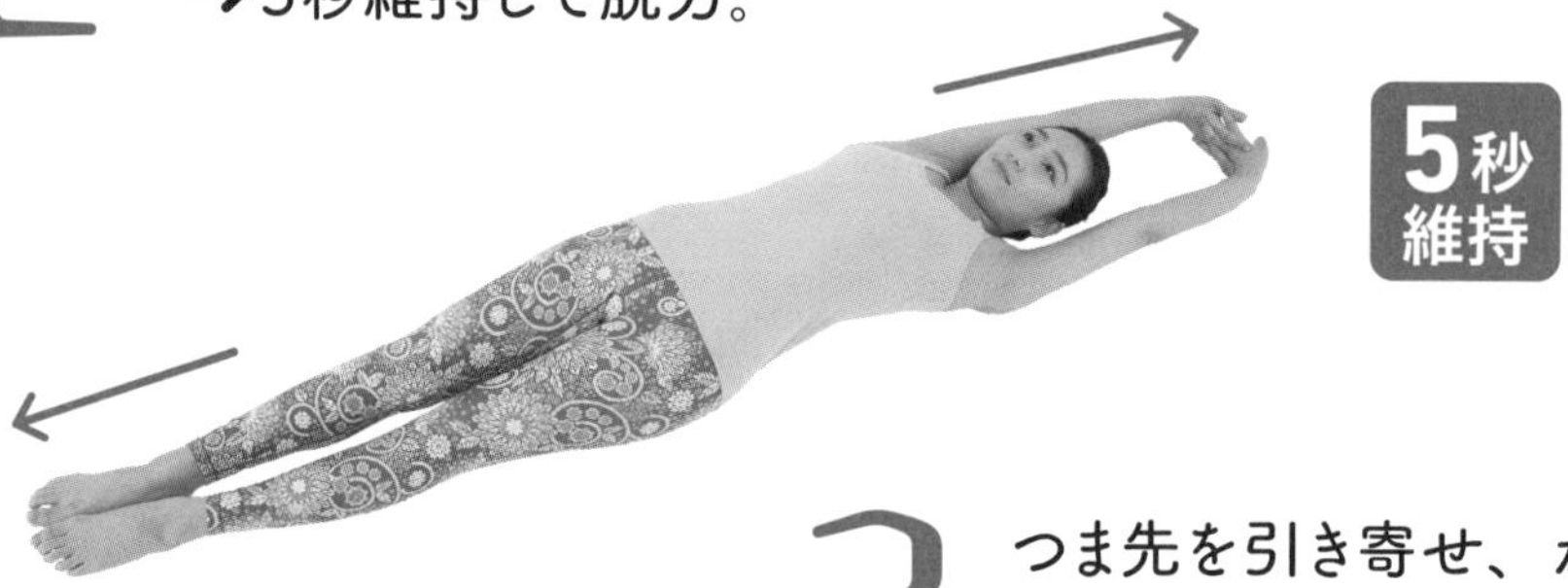


3 つま先を引き寄せ、かかとを突き出すようにして伸ばしましょう。
➔5秒維持して脱力。

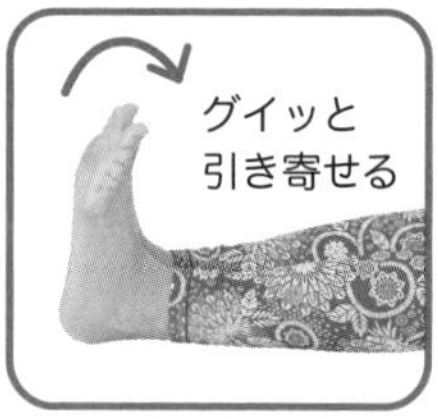


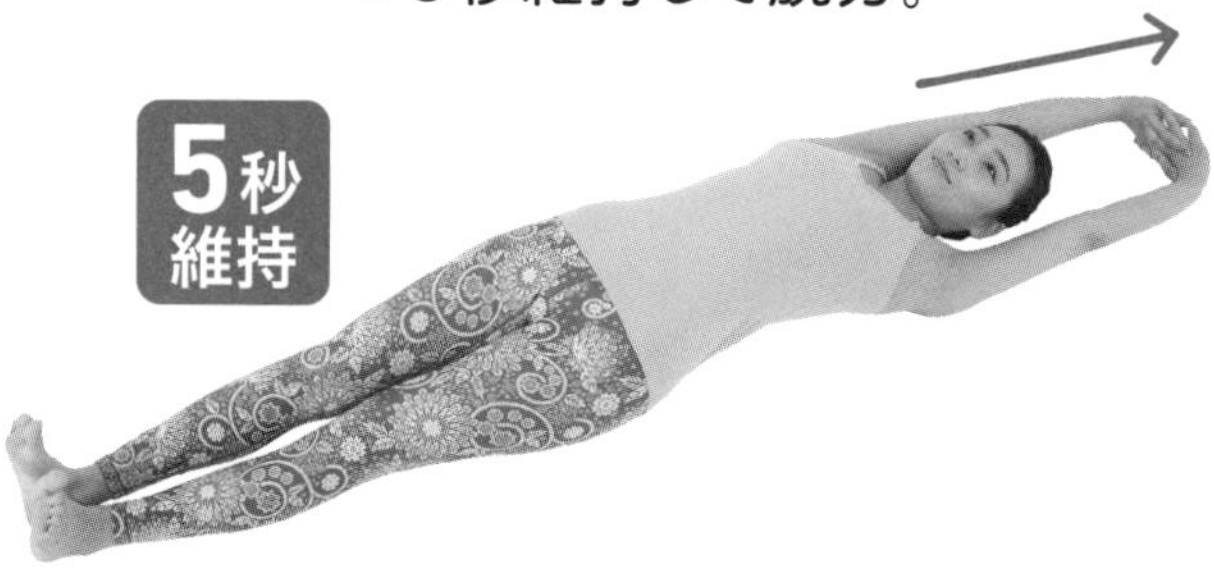

# フーッと腹筋

寝たまま腹式呼吸をして、お腹周りの筋肉を刺激することで、血糖値やヘモグロビンＡ１ｃ《エーワンシー》の上昇を抑えます。

1 ひざを立てて寝そべった状態で、お腹に空気を入れるイメージで鼻から大きく息を吸います。

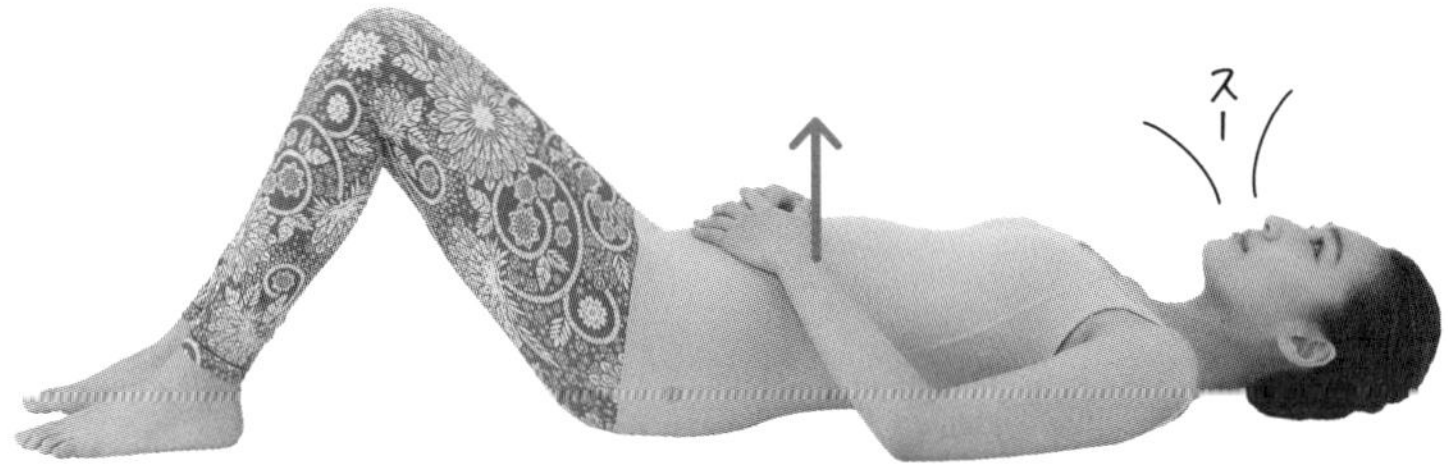


2 口から息を吹きながら、背中全体をグーッと床に押しつけます。➔5秒維持。

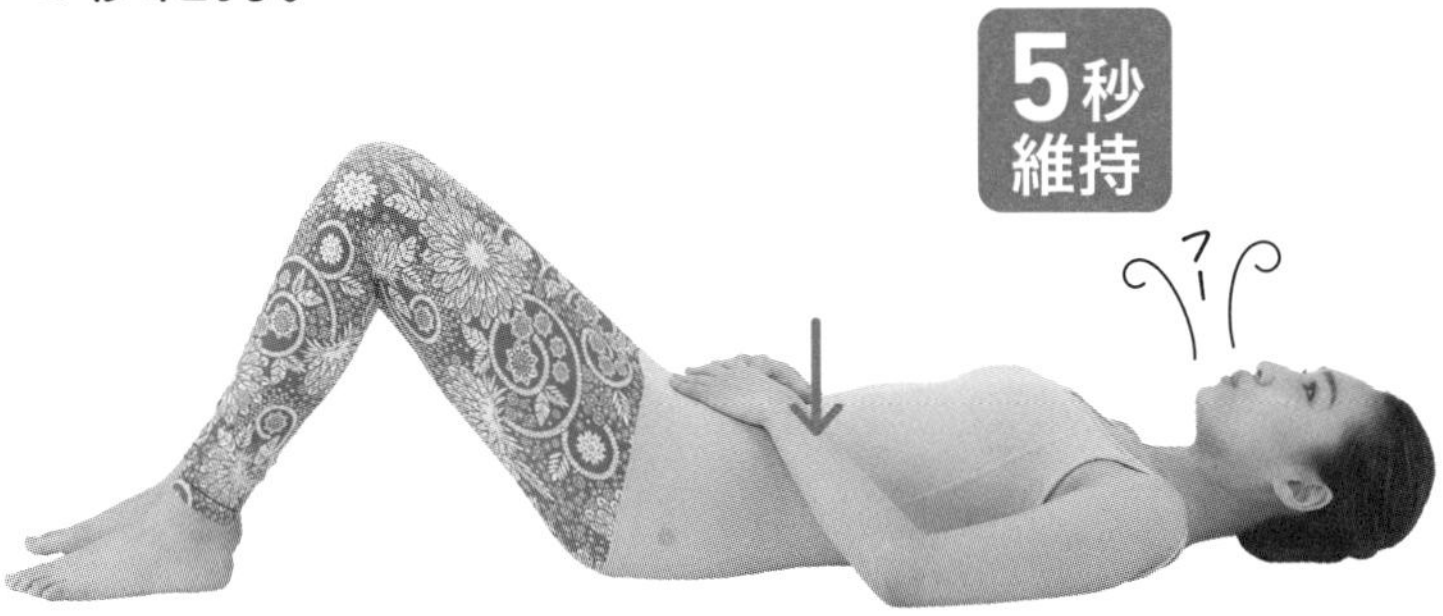


3 力を抜いて、自然な呼吸に戻しましょう。

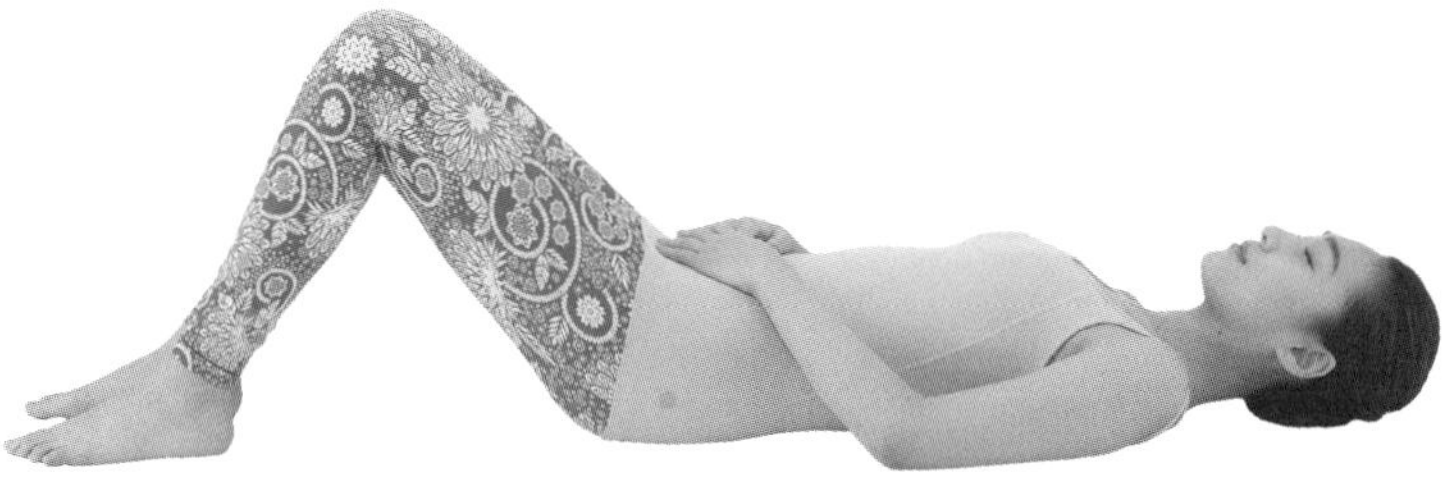

# ひざだっこ

ゴロゴロ転がる運動でエネルギーを消費し、脂肪の蓄積を防いで、
体脂肪を減らしやすくします。

1 仰向けに寝てひざを抱えます。

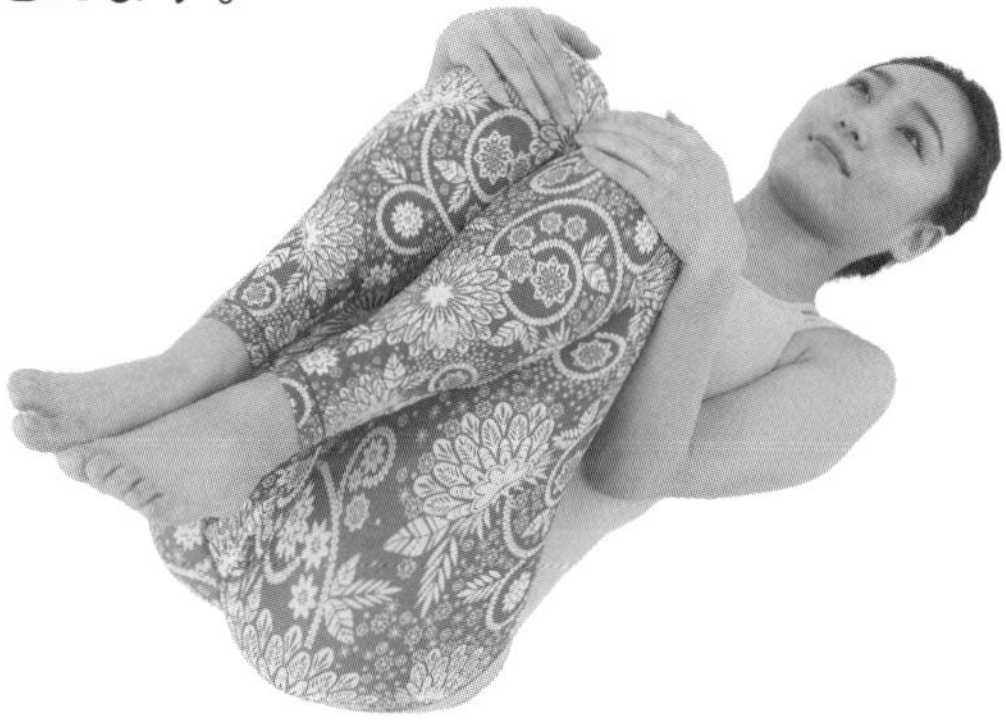

2 右側にゴロンと転がりましょう。

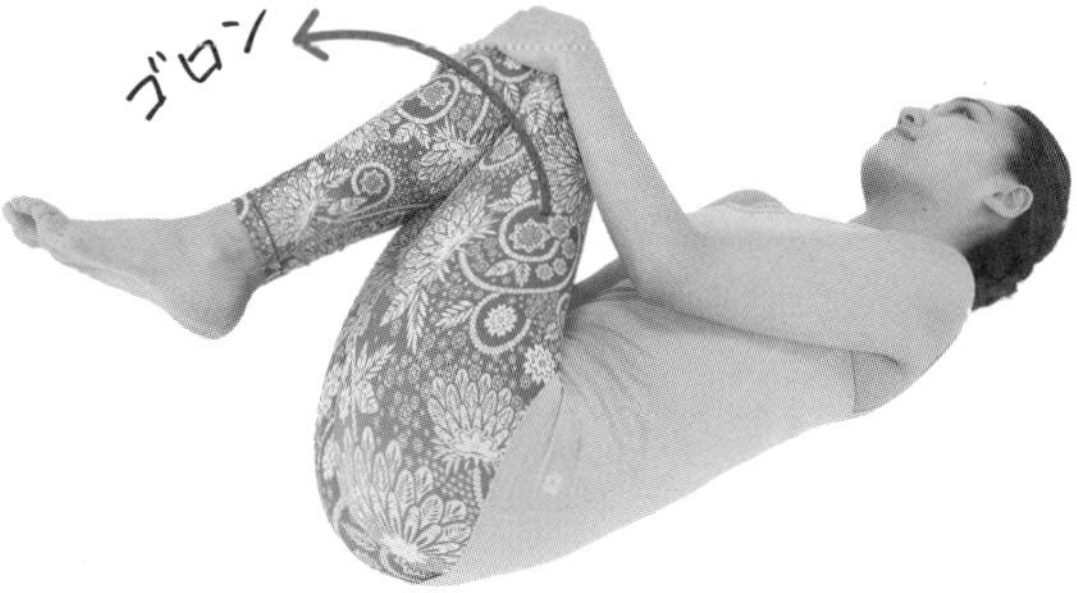


3往復

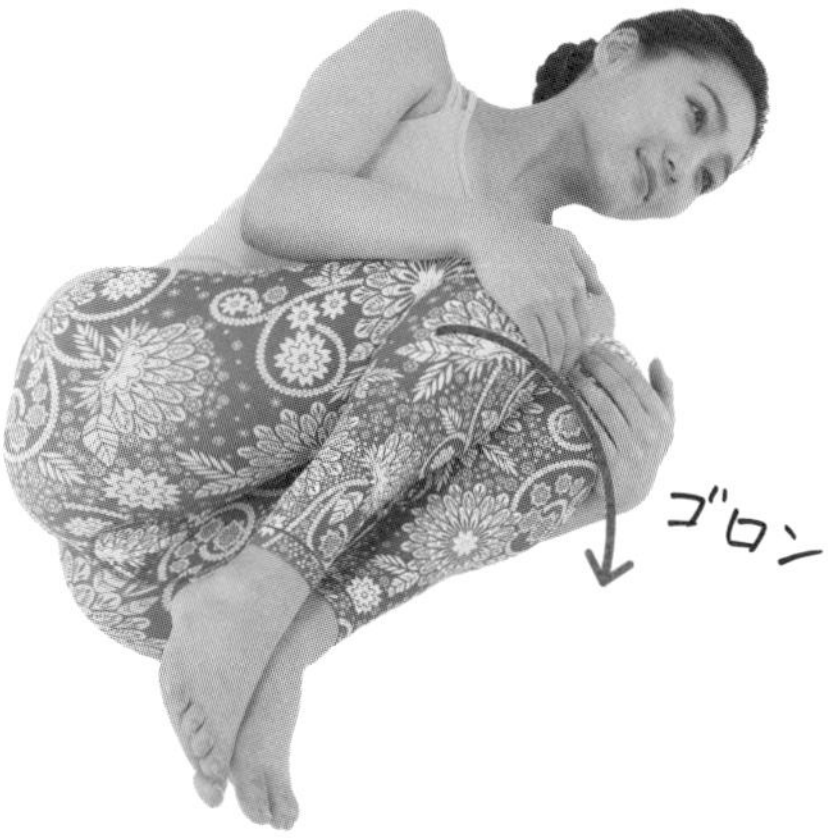


3 反動で左側にゴロンと転がりましょう。➔これを3往復。

# もも裏のばし

太ももの裏にある大きな筋肉にアプローチする運動です。ひざは曲がったままでも大丈夫。伸ばせる人は伸ばし切っても結構です。

## 1

寝そべって左の足先にタオルを引っかけましょう。

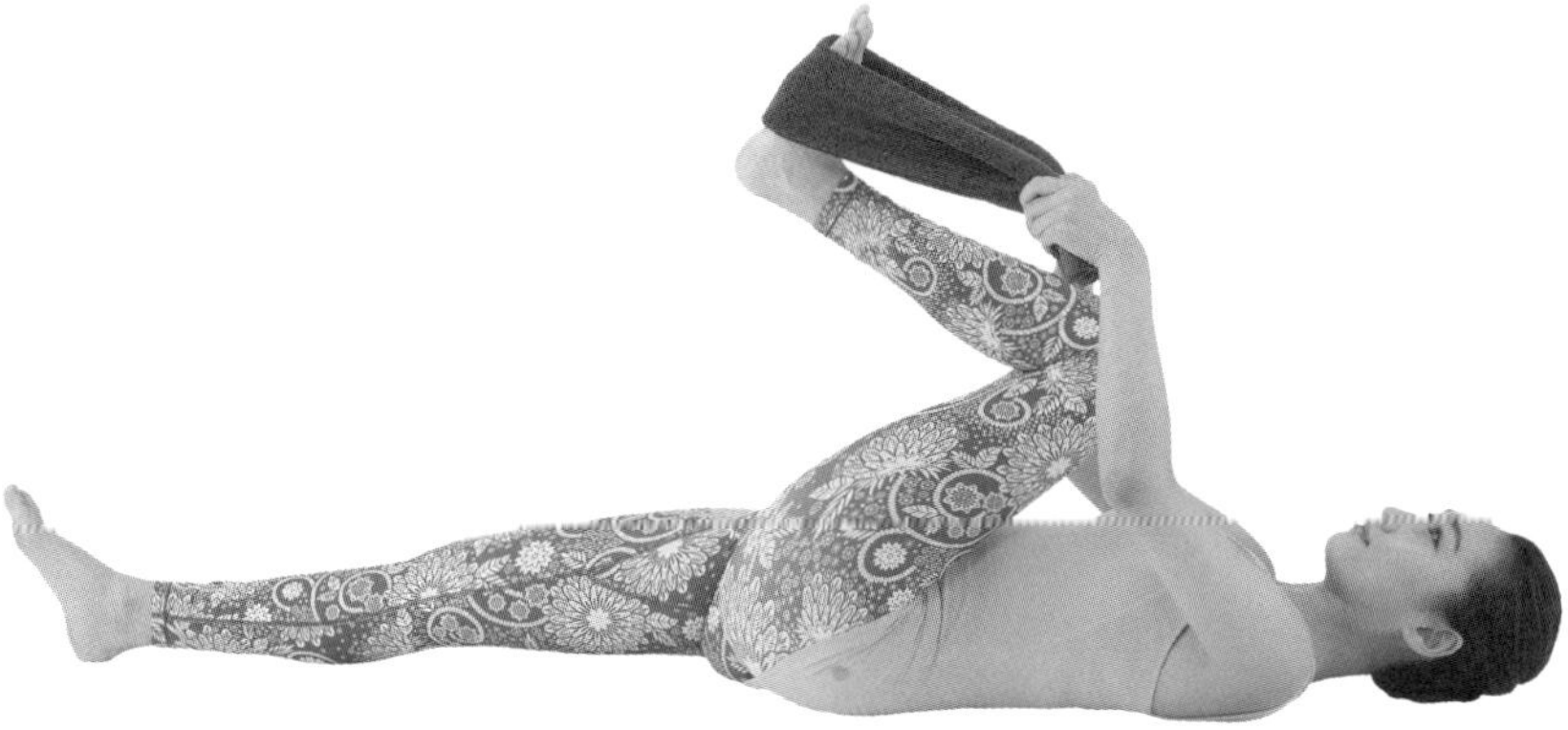

## 2

左足を上に伸ばしましょう。
➔5秒維持。
右足も1、2を同様に。

できるようなら足を伸ばし切っても大丈夫

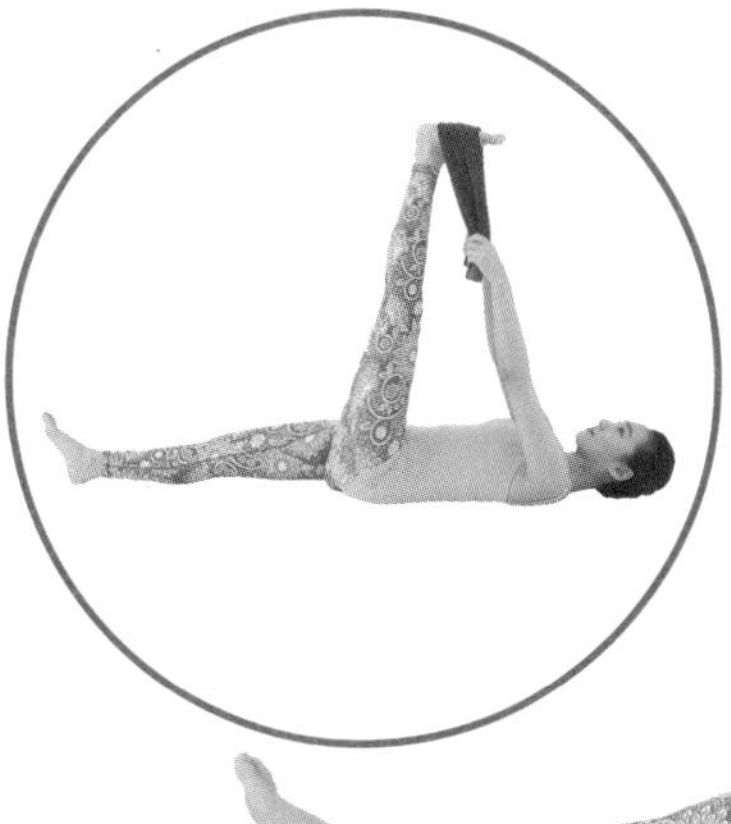

**5秒維持**

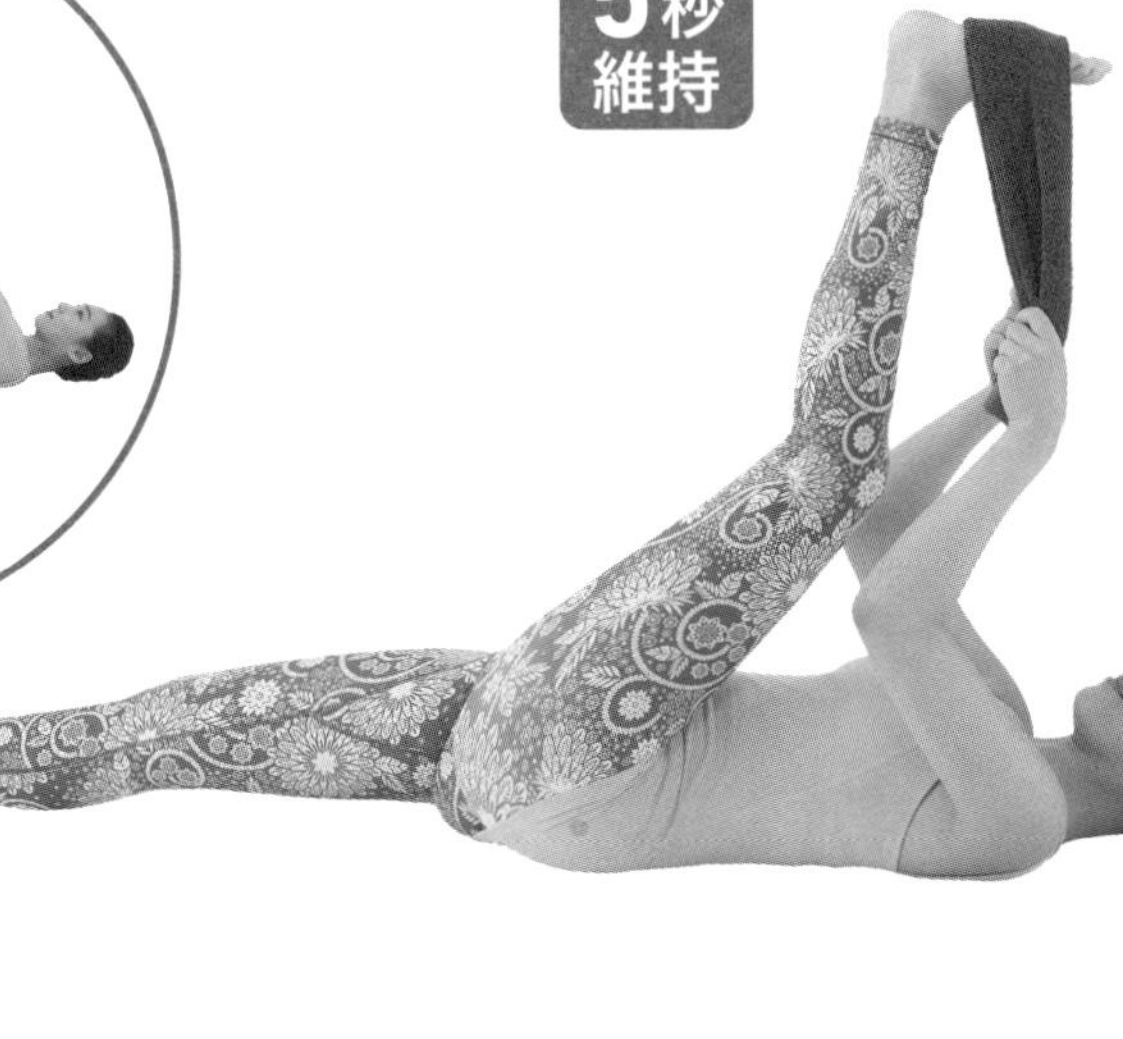

【監修者紹介】

## 岡本（右遠）亜紀（おかもと〈うとお〉・あき）

医療法人社団OKM岡本内科クリニック院長、日本糖尿病学会認定専門医、日本内科学会認定内科医、日本医師会認定産業医、労働衛生コンサルタント（保健衛生）。同志社大学文学部心理学専攻、東京女子医科大学を卒業後、東京女子医科大学糖尿病センターへ入局。その後、東京女子医科大学臨床大学院を修了し、医学博士を取得。糖尿病、肥満症（ダイエット外来）、脂質異常症、高血圧が専門。テレビ、雑誌などで活躍中。著書に『女性なら知っておきたい「女性の糖尿病」』（PHP研究所）などがある。

## 中村節子（なかむら・せつこ）

1982年筑波大学医学部卒業。筑波大学付属病院・内分泌代謝内科勤務を経て、日本糖尿病学会・糖尿病専門医、日本内分泌学会・内分泌代謝内科専門医を取得。2002年より、対馬ルリ子女性ライフクリニック銀座・新宿の理事長である対馬ルリ子氏の立ち上げた女性総合診療における内科（内分泌代謝、糖尿病）を担当し、現在に至る。著書に『本当は怖い 女性の「かくれ高血糖」』（PHP研究所）がある。

## 栗原 毅（くりはら・たけし）

栗原クリニック東京・日本橋院長。医学博士。日本肝臓学会専門医。前慶應義塾大学大学院教授、前東京女子医科大学教授。医療過疎地とテレビ電話を利用した遠隔医療を行なうなど、予防医学の実践者として活躍している。「血液サラサラ」の名付け親でもある。著書に『薬に頼らず自分で改善！ 女性の高血圧・高血糖・糖尿病』『好きなものを食べてヘモグロビンA1cを下げるスゴ技100』（以上、PHP研究所）など多数。

## 板倉弘重（いたくら・ひろしげ）

医学博士。東京大学医学部卒業後、アメリカ・カリフォルニア大学に留学。東京大学医学部助手、同講師、国立健康・栄養研究所臨床栄養部長、医療法人社団IHL品川イーストワンメディカルクリニック理事長などを経て、現在、医療法人社団明日望 東京アスボクリニック名誉理事長。日本臨床栄養学会名誉会員。日本ポリフェノール学会理事長。日本健康・栄養システム学会名誉理事長。茨城キリスト教大学名誉教授。著書に『腸を温めれば糖尿病・ヘモグロビンA1cは改善する！』『糖尿病 ヘモグロビンA1cを下げる！ 1回1分 寝ながら「降糖」ストレッチ』（以上、PHP研究所）など多数。


**これ1冊！ 女性の「糖尿病・ヘモグロビンA1c」**

2023年12月12日　第1版第1刷発行

監修者　岡本（右遠）亜紀　中村節子　栗原 毅　板倉弘重
発行者　村上雅基
発行所　株式会社PHP研究所
京都本部　〒601-8411　京都市南区西九条北ノ内町11
〔内容のお問い合わせは〕暮らしデザイン出版部 ☎075-681-8732
〔購入のお問い合わせは〕普及グループ ☎075-681-8818
印刷所　株式会社光邦
製本所　東京美術紙工協業組合




ISBN978-4-569-85627-6